Aljoscha A. Schwarz / Ronald P. Schweppe

Natürlich heilen mit
Weihrauch

Entzündungen und Atemwegserkrankungen behandeln
Muskelschmerzen und rheumatische Beschwerden lindern

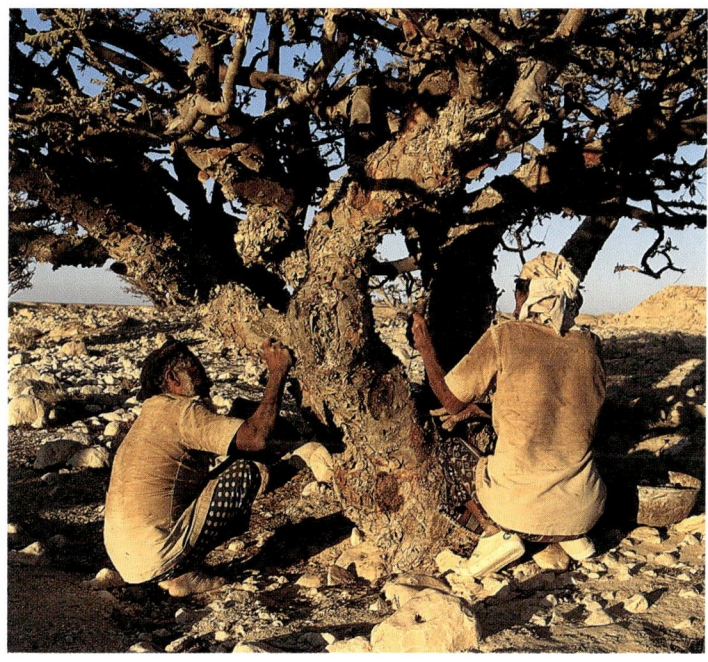

SÜDWEST

Inhalt

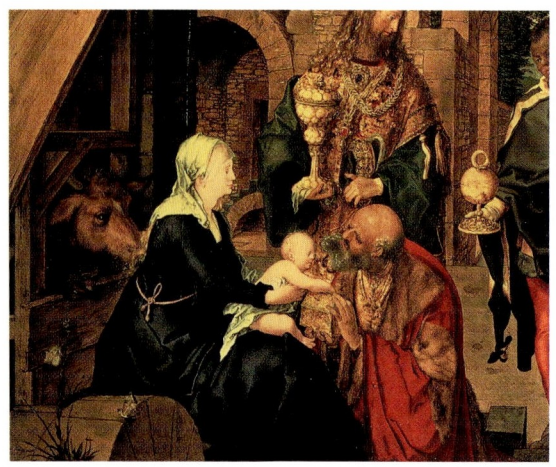

Das Christentum verhalf dem Weihrauch zum großen Durchbruch.

Weihrauch im
asiatischen Kulturkreis 15

Der Weihrauchbaum und sein Duftharz 16

Botanischer Steckbrief 16

Ernte und Vorkommen 17

Raubbau vermeiden 18

Chemische Zusammensetzung 18

Lindern und heilen mit Weihrauch 20

Traditionelle
Anwendungen 20

Hoffnung bei schweren
Erkrankungen 26

Mittel mit komplexen
Wirkstoffen 32

Weihrauchpräparate
im Überblick 34

Rauch für die Götter 4

Weihrauch – Kulturgut mit Geschichte 6

Arabien – die Wiege
des Weihrauchs 7

Die Weihrauchstraße 8

Weihrauch im Land
der Pharaonen 10

Die Räucheraltäre der Hebräer 11

Duftwolken steigen
zum Olymp 12

Rom – Brot, Spiele
und Weihrauch 13

Neue Konjunktur
im Christentum 14

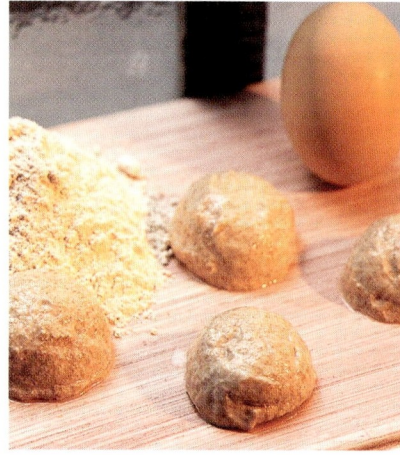

Schon im Mittelalter wurde Weihrauch, z. B. in Form von Küchlein, zur Heilung vieler Beschwerden eingesetzt.

Rheumatoide Arthritis
(chronische Polyarthritis)   39

Entzündliche
Darmerkrankungen   43

Psoriasis (Schuppenflechte)   46

Asthma bronchiale   48

Am intensivsten wirkt Weihrauch über die Atemwege.

Aromatherapie mit Weihrauchölen

Aromatherapie mit
Weihrauchölen   50

Die Macht der Düfte   51

Wie die Aromatherapie wirkt   51

Ätherisches Weihrauchöl   53

Die häufigsten Einsatzbereiche   55

Mit Weihrauchöl
richtig umgehen   56

Die wichtigsten Anwendungen   57

Beschwerden von A bis Z   65

Weihrauch in der
Schwangerschaft   76

Weihrauch in der
Schönheitspflege   77

Heilmittel für die Seele   80

Beschwerden
ganzheitlich heilen   80

Räucherungen richtig
durchführen   82

Weihrauchmischungen   86

Auf Qualität achten   86

Traditionelle
Räuchermischungen   87

Rezepturen für
verschiedene Anlässe   89

Die persönliche
Mischung finden   93

Über dieses Buch   95

Register   96

Eine Wohltat für Leib und Seele – Räuchermischungen mit Weihrauch.

Rauch für die Götter

Weihrauch ist keine Erfindung der katholischen Kirche. Der »geweihte Rauch« galt in vielen alten Hochkulturen als Mittler zwischen Menschen und Göttern und wird seit Jahrtausenden bei magischen Riten und Kulten eingesetzt, um böse Geister zu vertreiben oder Botschaften gen Himmel zu senden.

In jüngster Vergangenheit haben wissenschaftliche Untersuchungen therapeutisch einsetzbarer Weihrauchpräparate großes Aufsehen erregt. Vieles deutet darauf hin, dass die Behandlung chronischer entzündlicher Erkrankungen, an denen Millionen Menschen leiden, durch den Einsatz von Weihrauchpräparaten effektiv unterstützt werden kann. Dies gilt besonders für rheumatische Beschwerden einschließlich Arthritis, entzündliche Darmerkrankungen, Asthma und Psoriasis (Schuppenflechte).

Weihrauch wird seit jeher von allen großen Religionen in wichtigen Riten eingesetzt. Aber auch die Verwendung als Heilmittel hat eine jahrtausendealte Tradition.

Naturheilmittel mit uralter Tradition

Seit dem Bekanntwerden dieser Forschungsergebnisse gilt Weihrauch im Bereich der Naturheilkunde als Geheimtipp. Das Wissen um die heilende Kraft des Weihrauchs ist jedoch nicht neu. Bereits seit nahezu 3000 Jahren behandeln indische Ayurveda-Ärzte ihre Patienten mit den verschiedensten Weihrauchmischungen.

In der Tat ist Weihrauch ein äußerst vielseitiges Naturmedikament. Es kann gegen rheumatische Beschwerden, Hautleiden, Atemwegserkrankungen, Krämpfe, Menstruationsbeschwerden, Verdauungsstörungen und viele andere Alltagsbeschwerden erfolgreich eingesetzt werden. Darüber hinaus ist Weihrauch aber auch ein beruhigendes, entspannendes und harmonisierendes Heilmittel für die Seele. Beim Verbrennen von Weihrauch werden Substanzen frei, die über den Geruchssinn das vegetative Nervensystem beeinflussen und dort bestimmte Reaktionen auslösen. Auf diesem Weg kann Weihrauch seelische Spannungen und innere Konflikte lösen. So ist es auch kein Zufall, dass alte

Kulturen Weihrauch nicht nur zu medizinischen Zwecken, sondern auch zur Heilung des Körpers sowie zur Reinigung und zum Schutz der Seele eingesetzt haben. Verschiedene Weihrauchmischungen wurden entfacht, um Dämonen und dunkle Mächte fernzuhalten und die Götter günstig zu stimmen. Die alten Ägypter wie auch die indischen Yogis setzten Weihräucherungen darüber hinaus zu bewusstseinserweiternden Zwecken ein.

Wohltat für Körper und Seele

Die Wirksamkeit eines jeden Heilmittels hängt vom richtigen Umgang mit ihm ab. Deshalb werden in diesem Ratgeber traditionelle und zeitgemäße, innerliche und äußerliche, lindernde und heilende, kosmetische und meditative Anwendungen für Gesundheit und Wohlbefinden vorgestellt. Die Vielzahl der Anwendungsmöglichkeiten, ob als Zusatz für die Duftlampe, Vollbäder oder Massageöle, deckt die verschiedensten Bedürfnisse ab. Dieser kleine Reiseführer durch die duftende Welt des Weihrauchs soll dazu anregen, die vielen Geheimnisse dieses kostbaren Duftharzes für sich zu entdecken und damit das eigene Wohlgefühl zu steigern.

Weihrauch öffnet die Seele für spirituelle Erfahrungen. Deshalb ist das kostbare Harz ein idealer Begleiter auf dem Weg zu innerer Sammlung und Meditation. Richtig angewandt, kann es die negativen Konsequenzen von Stress und Alltagshektik begrenzen.

Aus der religiösen Praxis des Buddhismus ist Weihrauch nicht wegzudenken: Man verbrennt die aromatische Substanz bei der Initiation von Mönchen und als Opfergabe für die Götter.

Weihrauch – Kulturgut mit Geschichte

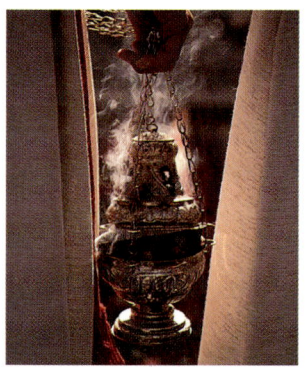

Hohe katholische Feiertage erhalten durch Weihrauch eine besonders mysthische Atmosphäre.

Aufgrund seiner vielfältigen Eigenschaften war Weihrauch nicht nur im europäischen Raum ein beliebtes Handels- und Kulturgut, sondern fand nachweislich auch in China und Indien in der Heilkunde und bei zeremoniellen Anlässen Verwendung.

Bereits im frühen Altertum, lange vor Christi Geburt, wurde Räucherwerk wie Weihrauch (Olibanum) und Myrrhe wegen seines anregenden Aromas sehr geschätzt und von den damaligen Hochkulturen auf verschiedenste Weise benutzt. Wie der aromatische Duft und seine Wirkung jedoch zum ersten Mal entdeckt wurden, bleibt wohl für immer ein Geheimnis. Vermutlich wurde er aber schon sehr früh ein Bestandteil des Kulturlebens. So ist durchaus denkbar, dass der Mensch bereits in der Vorzeit zum ersten Mal mit dem wohlriechenden Rauch in Berührung kam, als er das Holz des Weihrauchbaums zum Feuermachen verwendete, oder die heilsame Wirkung seines Harzes zufällig bei der Holzbearbeitung kennen lernte. Danach war es nur noch ein kleiner Schritt, sich die Eigenschaften des Harzes im Alltag zunutze zu machen und damit üble Gerüche zu kaschieren, Ungeziefer zu vertreiben oder es als Heilmittel einzusetzen.

Mittler zwischen Menschen und Göttern

Seit jeher spielte das duftende Räucherwerk eine wichtige Rolle bei rituellen und spirituellen Handlungen, weshalb seine Verwendung auch in erster Linie Priestern vorbehalten war. Der aufsteigende wohlriechende Rauch wurde als Träger von Botschaften an die Götter angesehen und in dieser Funktion auch bei Opfergaben und Gottesanbetungen verwendet. Im Rahmen solcher zeremoniellen Handlungen entfaltete das Olibanumharz seine psychisch stimulierende Wirkung und half dabei, eine weihevolle Atmosphäre zu schaffen. Die antiken Priester hatten aber nicht nur religiöse Aufgaben. Sie standen den Königen und Fürsten beratend zur Seite und kümmerten sich um die Gesundheit des Volks, denn sie waren die Weisen und Heiler des Landes und bekleideten hochrangige Ämter. Noch heute erinnert das Wort »Heilen« daran, dass es sich dabei ursprünglich um einen sakralen Akt handelte, und dass die Ausübung der Medizin lange Zeit Priestern und Mönchen vorbehalten war. Die ältesten Hinweise, dass Weihrauch zur Behandlung von Kranken eingesetzt wurde, finden sich auf alten ägyptischen Hieroglyphentafeln, Papyrusrollen und biblischen Texten. Sie können zum Teil auf 4000 v. Chr. datiert werden.

Denken wir heute an Weihrauch, so erinnern wir uns wohl in erster Linie an den Geruch in einer Kirche. Tatsächlich aber lebt die Tradition der althergebrachten Räucherungen auch heute noch in einigen Ländern wie dem Oman weiter, wo sie seit dem Altertum ein fester Bestandteil des alltäglichen Lebens ist.

Arabien – die Wiege des Weihrauchs

Der Ausgangspunkt für die weltweite Verbreitung des Weihrauchs liegt aller Wahrscheinlichkeit nach im südlichen Teil der arabischen Halbinsel, die aufgrund ihrer Bodenbeschaffenheit und des Klimas ideale Wachstumsbedingungen für den Weihrauchbaum aufweist. Hinweise darauf liefern archäologische Funde von Tonscherben, die in Eilat ausgegraben wurden und auf das 5. oder 6. Jahrhundert v. Chr. datiert werden konnten. Ausgrabungen aus dem 2. Jahrtausend v. Chr., bei denen kunstvoll gearbeitete Räucherschalen aus Ton zutage traten, belegen die Verwendung von Räucherwerk im damaligen Palästina und Syrien. Dabei ist allerdings unklar, ob es sich bei den verbrannten Substanzen um Myrrhe oder Weihrauch gehandelt hat.

Antiker Exportschlager

Dank seiner vielseitigen Verwendbarkeit bei religiösen Zeremonien, Opferräucherungen an Hausaltären und im Rahmen von Beerdigungen erfreute sich der Weihrauch bald auch in den angrenzenden Ländern sowie im gesamten Mittelmeerraum zunehmender Beliebtheit. Er wurde im Lauf der Jahrhunderte zu einem wertvollen Handelsartikel mit einer nicht zu unterschätzenden politischen und wirtschaftlichen

Der weite und beschwerliche Weg, auf dem das kostbare Harz aus Arabien zu seinen Bestimmungsorten transportiert wurde, ist unter dem klangvollen Namen »Weihrauchstraße« bekannt geworden.

7

Bedeutung. Als der Handel mit dem beliebten Harz vor ca. 2000 Jahren seinen Höhepunkt erreicht hatte, zählte Arabien zu einem der reichsten Länder der Welt, was nicht zuletzt auf seine Weihrauchexporte zurückzuführen war. Laut Theophrast, dem griechischen Philosophen und Begründer der Botanik, kam den Priestern damals eine Monopolstellung innerhalb des Weihrauchhandels zu, denn offensichtlich wurden alle Räucherwaren zunächst einmal in die Tempel geschafft. Die Priester behielten einen Anteil zurück, bevor die edle Fracht an die Händler weitergegeben wurde. Sie exportierten das kostbare Harz nach Ägypten, Assyrien, Babylon, Griechenland, Persien und in das Römische Reich, ein Teil ging sogar nach China.

Unvorstellbar hoher Verbrauch

Noch heute gilt die omanische Region Dhufar, das Grenzgebiet zum Jemen, als Weihrauchanbaugebiet erster Güte. Der Sage nach gehörten in diesem Landstrich die Weihrauchbäume einigen wenigen Fürstenfamilien, die durch den Handel mit dem kostbaren Harz zu großem Reichtum gekommen sein sollen.

Die Mengen des damals verbrauchten Olibanum waren beachtlich. So gingen in Babylon ca. 26 Tonnen pro Jahr in Rauch auf, Assyrien verbrannte sogar 60 Tonnen im Jahr. Herodot soll um 300 v. Chr. 26 Tonnen jährlich an König Nebukadnezar entrichtet haben, etwa genauso viel wie Arabien 496 v. Chr. an König Darius zu zahlen hatte. Wahre Weihrauchorgien sollen auch bei den Trauerfeierlichkeiten zu Herodes' Tod und beim Begräbnis von Neros Gattin Sabina Poppäa 65 n. Chr. stattgefunden haben.

Die Weihrauchstraße

Südarabien war im Altertum bekannt für seinen Wohlstand und seine effiziente Landwirtschaft. Sehr zum Leidwesen der Archäologen wurde damals der genaue Herkunftsort des Olibanum geheim gehalten, um die kostbare Handelsware zu schützen. Vieles deutet aber darauf hin, dass er irgendwo in der Nähe des heutigen Dhofar zu suchen ist. Der Weihrauchbaum galt zu jener Zeit als heilig, und die Ernte war ausschließlich »reinen« und sexuell enthaltsamen Männern vorbehalten. Die Harztränen wurden in spezielle Körbe gepackt, damit sie während der langen Reise nicht verklebten.

Auf Kamelen nach Assyrien

Täglich machten sich von dort große Karawanen auf den Weg nach Westen. Die ca. 1200 Kilometer lange Strecke führte über Tarim und Shabwah im heutigen Südjemen weiter nach Marib und Sana bis hinunter in den Süden nach Aden. Die kargen, weiten Wüstenstrecken konnten nur mit Kamelen bewältigt werden. Shabwah bildete das Haupthandelszentrum im Inland. Marib gilt als Heimat der sagenumwobenen Königin von Saba. Es war für mehr als 1000 Jahre eine sehr reiche und dank eines Stausees auch sehr fruchtbare Stadt, die um 950 v. Chr. die Handelsstraßen im Süden kontrollierte. Von Marib aus führte der anstrengende Weg in Richtung Norden und folgte dem Roten Meer bis in das 2000 Kilometer entfernte Assyrien.

Der zentrale Umschlagplatz Assyriens war die Stadt Petra, die durch ihre Sehenswürdigkeiten heute noch Zeugnis von ihrer stolzen Vergangenheit ablegt. Ihre geschützte Lage inmitten hoher Felsmassive mit nur einem natürlichen Zugang machte sie nahezu uneinnehmbar. Die günstige Lage an der Kreuzung von sechs Karawanenstraßen trug mit dazu bei, dass Petra unter den Nabatäern bis zum 7. Jahrhundert v. Chr. die nördliche Weihrauchstraße beherrschte.

Zusammen mit drei anderen Ländern bildete Saba das so genannte Gewürzreich, einen mächtigen Handelsverband, der zu seiner Blütezeit jährlich 3000 Tonnen Gewürze nach Griechenland und Rom verschiffte und in der Zeit von 1500 bis 542 v. Chr. florierte.

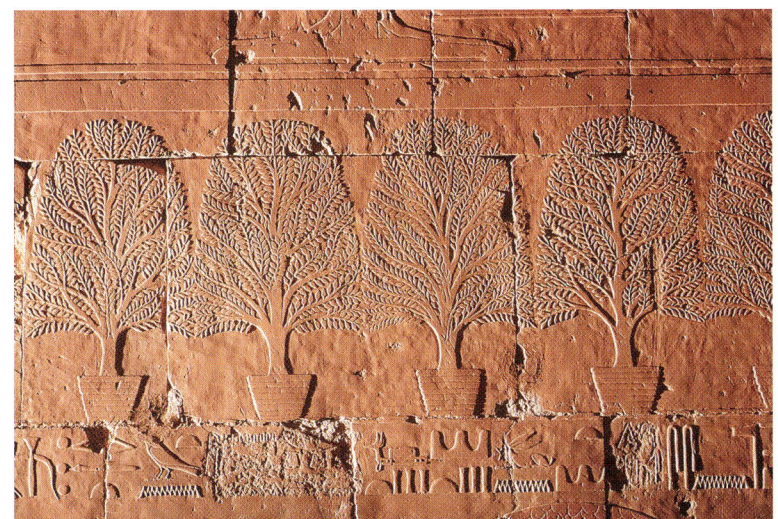

Um 1500 v. Chr. unternahmen die alten Ägypter eine Expedition ins Weihrauchland Punt, um Setzlinge des begehrten Duftharzbaums zu importieren (Relief aus dem Totentempel der Hatschepsut in Deir el-Bahari, Theben).

Von Petra aus wurde das duftende Harz weiter nach Syrien, Israel, Ägypten und Rom verschickt. Zu ihrer Blütezeit um 300 v. Chr. exportierte die Stadt fast 3000 Tonnen Weihrauch im Jahr, heute sind es nur noch ein paar hundert. 400 Jahre später wurde der Mittelmeerraum in erster Linie über Gaza beliefert, von wo aus das Duftharz nach Alexandria und weiter nach Rom verschifft wurde. In Petra wurden viele Salbgefäße aus Keramik gefunden, die man in ähnlicher Form auch aus europäischen Ausgrabungen kennt. Vermutlich waren sie eine Art »Verpackungsmaterial« für Räucherwerk.

Für damalige Zeiten war es eine extrem lange und beschwerliche Reise von der südlichen arabischen Halbinsel bis hinauf zum Mittelmeer. Menschen, Tiere und das Material waren dabei nicht nur den härtesten Belastungen, sondern auch dem einen oder anderen Raubüberfall ausgesetzt. Die Löhne, das Material und nicht zuletzt die vielen Zölle und Abgaben, die auf dem abenteuerlichen Weg entlang der Weihrauchstraße entrichtet werden mussten, begründeten den hohen Preis der begehrten Räucherwaren und machten das Olibanumharz zu einem der kostbarsten Güter der antiken Welt.

Weihrauch im Land der Pharaonen

Ägypten betrieb einen recht schwunghaften Räucherwarenhandel mit Arabien. Der Umgang mit Myrrhe und Weihrauch lässt sich dort bis ins 4. Jahrtausend v. Chr. zurückverfolgen und erreichte seinen Höhepunkt 1500 v. Chr. unter der Königin Hatschepsut. Um im Duftharzhandel unabhängig zu werden, beschloss man zu dieser Zeit, aus dem Land Punt ein paar Setzlinge zu importieren und eigene Weihrauchbäume zu züchten. Punt, so nimmt man an, lag irgendwo im Hinterland Somalias an der Grenze zu Äthiopien, manchmal wird es aber auch in Eriträa angesiedelt. Die alten Ägypter sollen damals relativ wertlosen Ramsch gegen Elfenbein, Gold und 31 Setzlinge des begehrten Weihrauchbaums eingetauscht haben. Die Pflanzen wurden vor einem Tempel gesetzt, was nichts daran änderte, dass sie kläglich eingingen – und mit ihnen der Traum vom eigenen Weihrauch.

Die überaus hohe Qualität des in Ägypten verwendeten Weihrauchs wurde offenbar, als man 1922 einige Behältnisse aus Tutenchamuns Grab öffnete und daraus der wunderbare Duft von Weihrauch hervordrang, der nach 3200 Jahren nicht im Geringsten gelitten hatte.

Opfergabe an den Sonnengott Ra

Die Verwendungsmöglichkeiten des Olibanumharzes waren vielseitig und erstreckten sich von Heilräucherungen zum Austreiben krankheitsverursachender Dämonen über Räucherzeremonien zur Reinigung geplünderter Städte, die Fixierung edler Düfte bei der Parfümherstellung bis hin zur rituellen Räucherung zu Ehren der Götter und des Königs. Die wohl berühmteste ägyptische Weihrauchmischung ist Kyphi. Sie wurde zu Ehren des Sonnengotts Ra entzündet, wenn abends die Sonne im Westen versank. Am Morgen begrüßte man Ra mit Olibanum, während ihm mittags Myrrhe dargeboten wurde. Diese Zeremonie wurde von Priestern oder sogar vom König selbst durchgeführt. Weihrauch und Myrrhe waren auch wichtig für die Kunst der Balsamierung, die in Ägypten bis zur Perfektion beherrscht wurde. Nachdem man den Leichnam vorbehandelt hatte, salbte man den Kopf noch mit Olibanum, um dann den Körper in Bitumen einzugießen. Aufsteigender Weihrauch sollte darüber hinaus bei Begräbnissen der Seele den Übertritt in das Himmelreich erleichtern.

Die Räucheraltäre der Hebräer

Ausgrabungen von Altären mit teilweise erhaltenen Symbolen des Sonnengotts zeigen, dass Räucherwerk in Syrien und Palästina bereits um 2000 v. Chr. Verwendung fand und damit eine lange Tradition hat. Wie in Ägypten fertigten auch im Heiligen Land anfangs Priester die ersten Räuchermischungen an, die ursprünglich nur aus Myrrhenöl, Galbanum und reinem Olibanum bestanden. Als ein Relikt heidnischer Rituale wurde der Weihrauch im Rahmen von Opferhandlungen verbrannt. Man dankte damit den Göttern für die ersten herangereiften Früchte und weihte mit dem Rauch dargebrachte Fleischopfer. Auch die Hebräer konnten sich dem damaligen »Weihrauchboom« nicht verschließen und verwendeten um 300 v. Chr. große Mengen des duftenden Harzes, das sie Lebonah nannten. Von den Römern erhielt es später den Namen »Olibanum«.

Die wohl bekannteste Erwähnung von Räucherwerk in der Bibel steht im Zusammenhang mit den Heiligen Drei Königen. Die Weisen aus dem Morgenland brachten dem neugeborenen Jesuskind Myrrhe, Weihrauch und Gold dar.

Räucherungen zu Ehren Jahwes

Während der Gebete bei Tagesanbruch und zum Sonnenuntergang entzündete der Hohepriester Weihrauch auf dem Altar. Auch der Sabbat wurde durch die rituelle Verbrennung von Lebonah geweiht. Alten Glaubenssätzen entsprechend durfte Weihrauch bei Androhung der Todesstrafe nur zur Ehrung Jahwes verwendet werden. Als Aaron durch Räucherungen in seiner Gemeinde die Pest besiegen wollte, trug zu seinem Erfolg neben der Besänftigung Jahwes sicherlich auch die desinfizierende Wirkung des Weihrauchs bei. Später wurde Lebonah auch als Opfer bei Beerdigungen oder zu Ehren hochgestellter Persönlichkeiten verbrannt. Der aromatische Rauch gab festlichen Anlässen die richtige Duftnote.

Die Hebräer bereiteten für den Gottesdienst nach rituellen Vorschriften eine ganz besondere Räuchermischung zu, die neben Weihrauch auch Galbanum und weitere Gewürze und Kräuter enthielt.

Duftwolken steigen zum Olymp

Seit dem 8. Jahrhundert v. Chr. erfreuten sich auch die Griechen am würzigen Rauch des Olibanum. Sie glaubten, dass der süßlich-schwere Duft den Göttern besonders gut gefalle und sie den Menschen gegenüber wohlgesonnen stimme. So dauerte es kaum noch 400 Jahre, bis der Weihrauch die blutigen Tieropfer ablöste. Und da es an Göttern im antiken Griechenland nicht mangelte, ergriff man rasch die Initiative und errichtete beinahe überall Altäre zur Verbrennung von Räucherwerk. Ob in Tempeln, öffentlichen Gebäuden, Versammlungsstätten, kultischen Plätzen in der freien Natur oder auch zu Hause – allerorts konnte man ein kleines oder größeres Rauchopfer darbringen.

Begehrtes Luxusgut

Von der griechischen Opferbereitschaft profitierten neben den Arabern in erster Linie der Göttervater Zeus, sein Bote Hermes und die Göttin des Ackerbaus Demeter. Zusammen mit Brot, Früchten und Weizen brachte man diesen Gottheiten auch Weihrauch dar, der bei Opferzeremonien von einer Jungfrau in einem flachen Korb auf dem

Kopf herbeigetragen wurde. Auch bei der Konsultation von Orakeln war Olibanum seinerzeit ein beliebtes Mittel, um die Götter zu überreden, etwas von ihren Plänen preiszugeben.

Um Christi Geburt ging man in Griechenland nicht nur bei Opferungen recht verschwenderisch mit dem kostbaren Harz um, sondern verschenkte es auch an hochgeschätzte Freunde, hüllte Festgesellschaften in Weihrauchdüfte oder parfümierte sich damit den Bart. Zu jener Zeit waren die Griechen und Römer weltweit führend im Weihrauchimport und verbrauchten zusammen die unvorstellbar hohe Menge von 3000 Tonnen im Jahr.

Rom – Brot, Spiele und Weihrauch

Bevor der Weihrauch auch im Römischen Reich bekannt wurde, begnügte man sich dort mit der Verbrennung aromatischer Kräuter, Gewürze und Hölzer und nannte das Ganze Tus. Nachdem man das köstliche Aroma des arabischen Räucherwerks entdeckt hatte, verstand man unter Tus bald nur noch Weihrauch. Sein Siegeszug verlief in Rom ähnlich beeindruckend wie in Griechenland, was dazu führte, dass das Römische Reich auf dem Höhepunkt seiner Macht 1400 bis 1700 Tonnen Räucherwerk pro Jahr in Arabien einkaufte. Nachdem Kaiser Trajan um 100 n. Chr. die Stadt Petra eroberte und plündern ließ, erfolgte der Transport über den Seeweg von Gaza aus, und Petras Blütejahre waren vorbei.

Der schwere, aromatische Duft des Weihrauchs diente in Rom vorwiegend dazu, unangenehme Gerüche zu übertönen. Er wurde vor allem im Rahmen der Spiele verwendet, die im Kolosseum zur Belustigung des Volks stattfanden. Bei diesen Veranstaltungen floss reichlich Blut, und die Tierkadaver stanken buchstäblich zum Himmel – doch dadurch sollte das Vergnügen der Zuschauer schließlich nicht beeinträchtigt werden. Neben der obligatorischen Verwendung zu kultischen Zwecken und bei der Verbrennung der Toten diente Weihrauch aber auch der Parfümherstellung. Eine wichtige Rolle spielte er zudem bei der Zubereitung von Salben und Arzneien.

Bis 312 n. Chr. wurde der Weihrauch sehr verschwenderisch eingesetzt und brannte zunehmend größere Löcher in den römischen Staatshaushalt, was sicherlich mit zum Niedergang des Imperiums beitrug.

Neue Konjunktur im Christentum

Im Christentum kam Weihrauch nur recht zögerlich in Mode. Man verwendete ihn zuerst ausschließlich für Reinigungszwecke, zur Desinfektion, bei Beerdigungen oder zur Vertreibung übler Gerüche.

Erst im 4. Jahrhundert n. Chr. begannen die Christen, Olibanum zu verbrennen. Das lag zum einen daran, dass das Harz zuvor heidnischen Zwecken diente – was sich mit dem christlichen Glauben nicht so ohne weiteres vereinbaren ließ. Zum anderen mied man es, weil die Christen im alten Rom gezwungen wurden, ihrem Gott durch ein Weihrauchopfer abzuschwören und sich zu Kaiser und Staat zu bekennen. Für die Thurificati (lateinisch: »die den Weihrauch opferten«) kam dieses Glaubensbekenntnis einem Dolchstoß gleich.

Seinen eigentlichen Durchbruch erlebte das Olibanum aber erst, als Kaiser Konstantin 313 n. Chr. ein Edikt erließ, das den Christen die freie Religionsausübung erlaubte. Kurz vor seinem Tod ließ sich Konstantin selbst taufen. Nachdem das Römische Reich auf diese Weise zum Christentum übergewechselt war, hatte auch der Weihrauch wieder Konjunktur. Seit 1400 war er ein fester Bestandteil jeder Messe, wurde aber auch bei Prozessionen und Beerdigungen verbrannt.

Sylvia von Aquitanien beschrieb in einem frühen Reisebericht (385–388 n. Chr.) die Verwendung von Weihrauch im Rahmen von Gottesdiensten. Sein Duft erfüllte das gesamte Gotteshaus.

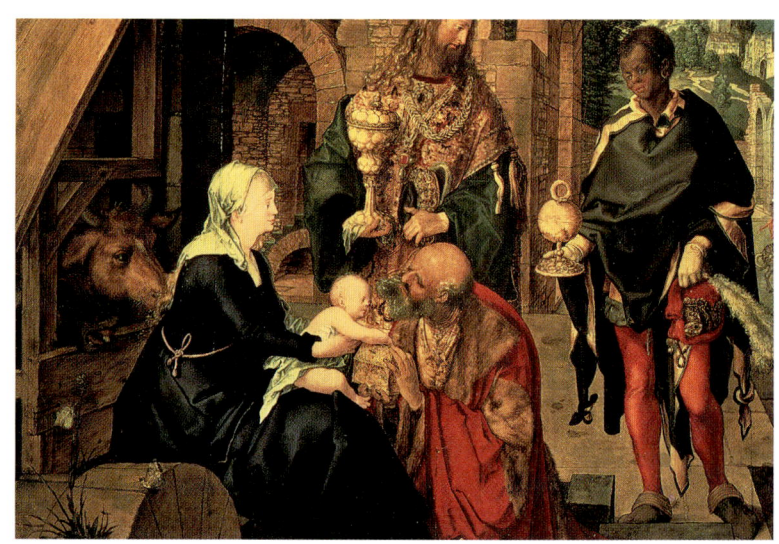

Weihrauch war in der antiken Welt ein Luxusgut: Die Heiligen Drei Könige brachten ihn dem neugeborenen Christuskind dar – zusammen mit Gold und Myrrhe (»Anbetung der Könige« von Albrecht Dürer, 1504).

Weihrauch im asiatischen Kulturkreis

Parfümherstellung in Indien

Indien war schon im Altertum eine der Hochburgen für Wohlgerüche aller Art und berühmt für seine exquisiten Parfüms. Lange bevor man dort den Weihrauch kennen lernte, verwendete man eine unüberschaubare Zahl verschiedener Harze, Blüten, Hölzer und Gewürze zur Herstellung von Duftstoffen. Nachdem der Weihrauch bis nach Indien vorgedrungen war, erkannte man schnell seine Qualitäten, und so kam es, dass das Olibanumharz eines der allerersten Importprodukte aus Arabien wurde. Man benutzte es zu ähnlichen Gelegenheiten wie im alten Rom und in Griechenland. Noch heute verbrennt man die aromatische Substanz in Indien oftmals zusammen mit Kampfer zu Ehren der Hindugottheiten Shiva und Krishna.

Mit der Entdeckung fernöstlicher Meditationstechniken wurde in westlichen Ländern auch Räucherwerk populär. Der Duft von Weihrauch schafft eine günstige Atmosphäre für den Rückzug nach innen.

Orakelbefragung in China

In China wird der Weihrauch noch immer im Rahmen täglicher Gebete und Zeremonien verräuchert, wobei er gleichermaßen in Tempeln wie auch im häuslichen Bereich verwendet wird. Eine gewisse Bedeutung kommt ihm auch bei magischen Riten und bei der Befragung des I-Ging-Orakels zu. Wie in anderen Ländern wird das Duftharz in China aber auch bei Begräbnisritualen und Prozessionen verbrannt, um deren feierlichen Charakter zu erhöhen.

Taufzeremonien in Japan und Tibet

Bei den Buddhisten fand der Weihrauch ähnlich wie im Christentum nur langsam Freunde, wird aber heute dafür umso mehr geschätzt. In Tibet und Japan ist er fester Bestandteil vieler Zeremonien und wird bei der Initiation von Mönchen sowie in Tempeln als Opfergabe für gute Geister entzündet. Die aromatischen Düfte dienen der Austreibung von Krankheiten und bösen Geistern und werden im Rahmen eines spirituellen Reinigungsrituals bei Taufen eingesetzt.

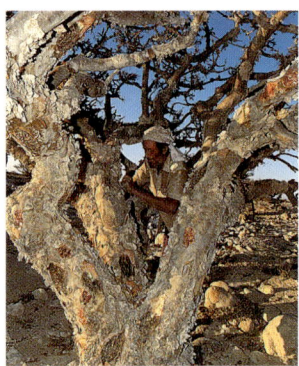

Bei Weihrauch handelt es sich um Harztropfen des Boswelliabaums, die an der Luft erhärten.

Besonders gut gedeiht der knorrige Weihrauchbaum in den regenarmen Regionen Indiens, Ostafrikas und auf der arabischen Halbinsel, dort vor allem in Saudi-Arabien, in der Republik Jemen und im Oman.

Der Weihrauchbaum und sein Duftharz

Bevor die medizinischen Einsatzmöglichkeiten von Weihrauchpräparaten und die Praxis der Räucherung zur Sprache kommen, soll zunächst ein kurzer Blick auf die Botanik, die Ernte und die chemischen Geheimnisse des Weihrauchs geworfen werden.

Botanischer Steckbrief

Das Weihrauchharz, auch unter den Bezeichnungen »Olibanum« oder »Gummi olibanum« bekannt, wird aus verschiedenen Weihrauchbaumarten gewonnen, die allesamt zur Gattung der Balsambaumgewächse gehören. Der Weihrauchbaum oder Weihrauchstrauch zählt mit etwa 25 registrierten Arten zur Familie Burseraceae. Die lateinische Bezeichnung für jene Pflanzenarten, aus denen das wertvolle Harz gewonnen wird, lautet Boswellia. Allein auf der zu Jemen gehörenden Insel Sokotra konnten Botaniker sieben verschiedene Boswelliaarten ausmachen, die sehr unterschiedliche Merkmale aufweisen.

Wachstum unter kargsten Bedingungen

So unterschiedlich die einzelnen Weihraucharten auch sind, so ist den eher unscheinbaren Pflanzen doch gemein, dass sie die Sonne und die Wärme lieben, wohingegen viel Regen und Kälte ihr Wachstum gefährden. Die Weihrauchbäume und -sträucher wachsen unter kargsten Bedingungen auf steinigen Berghängen, in Wüstenregionen, auf Kalksteinböden, aber auch in geschützten Tälern. Die Weihrauchbäume, die oft eher wie Dornenbüsche anmuten, erreichen eine durchschnittliche Höhe von drei bis sechs Metern. Man erkennt sie an den unpaarig gefiederten Blättern, die alternierend am Ende der Zweige bis zur Spitze stehen. Die weißlichen bis rötlichen Blüten sind einzeln angeordnet. Der Weihrauchbaum ist eine sehr blattreiche Pflanze, deren Wurzeln nicht besonders tief in den Boden hineinwachsen. Die samentragenden Kapseln der bis zu zwei Zentimeter langen, rundlichen Früchte sind dreigeteilt.

Ernte und Vorkommen

Weihrauchharz wird hauptsächlich aus wild wachsenden Bäumen gewonnen. Das aus Verletzungen der Rinde austretende Harz wird ein- bis zweimal jährlich im August und September geerntet. Dazu werden die Stämme behutsam eingeschnitten und die Harztropfen nach dem Antrocknen eingesammelt. Durch die Einwirkung von Luft und Sonne gehen sie allmählich vom zähflüssigen in den festen Zustand über. Im Gegensatz zu den in dünnen Fäden nach unten fließenden Harzstreifen ist das zu dicken Tropfen geformte Weihrauchharz von besonders guter Qualität. Je nach Baumart, Höhenlage und Zeitpunkt der Ernte weist das transparente, leicht glänzende Weihrauchharz eine weißliche, gelbliche oder rotbräunliche Färbung auf. Die Körner sind an der Außenfläche oft weiß bestäubt.

In Indien werden die unterschiedlichen Weihrauchharze in sieben verschiedene Qualitätsstufen eingeteilt. Als besonders hochwertig gelten dabei jene Harztropfen, die eine leicht grünliche bis gelbliche Färbung aufweisen. Dunklere, bräunlich gefärbte Weihrauchharze gelten hingegen als weniger wertvoll, was sich auf ihren Absatz jedoch kaum auswirkt.

Salai – indischer Weihrauch für Heilzwecke

Zu den Hauptlieferanten gehören derzeit vor allem Indien und Somalia. Für Heilzwecke ist die indische Weihrauchart Boswellia serrata besonders interessant. Indischer Weihrauch wird vor allem in den indischen Bundesstaaten Madhya Pradesh, Rajasthan und Andhra Pradesh gewonnen und ist dort allgemein als »Salai« bekannt.
Der indische Weihrauchbaum liefert pro Ernte knapp ein Kilogramm Harz. Die Qualität ist dabei von vielerlei Faktoren wie Sonneneinstrahlung, Luftfeuchtigkeit und Bodenbeschaffenheit abhängig. Im Allgemeinen kann man jedoch davon ausgehen, dass die Harzqualität umso besser ist, je höher die Pflanzen wachsen. Erstklassige Qualität ist vor allem bei Höhen über 800 Metern zu erwarten.

Raubbau vermeiden

Weihrauchharz ist ein hochwertiges Naturprodukt. Aufgrund der steigenden Nachfrage ist es verständlich, dass einige Händler vor allem in armen Ländern den Versuch unternommen haben, die Ernteerträge zu steigern. Das allzu häufige Einritzen der Baumstämme führt jedoch über kurz oder lang zu oft irreparablen Schäden an der Pflanze. Glücklicherweise kommen geschädigte Weihrauchpflanzen als Harzlieferanten kaum noch infrage, weshalb man in den Anbaugebieten immer strenger darauf achtet, dass das Harz nicht öfter als zweimal im Jahr geerntet wird. Nur schonende Anbaumethoden sichern den Pflanzen langfristig das Überleben.

Nicht nur aus Gründen des Naturschutzes sollte man Weihrauch sehr sparsam dosieren. Wie alle intensiven Aromen kann auch das Olibanumharz bei zu verschwenderischem Umgang aufdringlich wirken und Kopfschmerzen verursachen.

Weihrauchpräparate sparsam dosieren

Weihrauch sollte sowohl bei Räucherungen als auch in der Aromatherapie oder im Bereich der Naturheilkunde immer vorsichtig dosiert werden. Zum einen sind kleine Dosen oft sehr viel effektiver als der Einsatz großer Weihrauchmengen. Zum anderen ist nur durch den verantwortungsbewussten Umgang mit wertvollen Natursubstanzen, wie es Weihrauchharze und -öle sind, gewährleistet, dass wir von der Natur nicht mehr nehmen, als für unseren Nutzen bzw. für unsere Heilung wirklich notwendig ist.

Chemische Zusammensetzung

Im Weihrauch konnten mehr als 200 verschiedene chemische Substanzen ausgemacht werden. Ihre Zusammensetzung ist sowohl beim Weihrauchharz als auch beim ätherischen Weihrauchöl stark von der verwendeten Weihrauchart abhängig und differiert selbst bei ein und derselben Art oft erheblich. So konnten einige Chemiker im ätherischen Weihrauchöl der indischen Boswelliaart 60 Prozent des Bestandteils Sabinen nachweisen, während andere Labore nur fünf Prozent Sabinen fanden. Diese teilweise recht großen Unterschiede der Inhaltsstoffe sind auf genetische Differenzen zurückzuführen, die bei wild wachsenden Pflanzen zwangsläufig auftreten. Werden die Pflanzen erst einmal kultiviert, so gleichen sich die Unterschiede in der Zusammensetzung von Weihrauchharz oder ätherischem Weihrauchöl im Lauf der Zeit an.

Die wichtigsten Inhaltsstoffe

Die wichtigsten Inhaltsstoffe der Harze, die aus den unterschiedlichen Weihrauchbaumarten austreten, können unabhängig von der jeweiligen Art grob eingeteilt werden in:

▶ Harz (etwa 60 bis 70 Prozent)
▶ Gummi (etwa 27 bis 35 Prozent)
▶ Ätherische Öle (etwa fünf bis sieben Prozent)

Neben Harz und Gummi sind im Weihrauch vor allem folgende Bestandteile enthalten: Bitterstoffe, Basorin, Boswelliasäure, ätherisches Öl mit Monoterpenen, Diterpenen, Phenole, Sesquiterpenen, Alpha-Thujen, Alpha-Pinen, Camphen, Sabinen, Myrcen, Limonen, Linalool, Terpinol, Nerylacetat, D-Tetrahydrocannabinol (THC).

Medizinische Neuentdeckung – die Boswelliasäure

Neben den aromatisch duftenden ätherischen Ölen sind es vor allem die Boswelliasäuren, die bei der Betrachtung der Inhaltsstoffe interessieren, denn sie sind für die medizinischen Wirkungen von besonderer Bedeutung. Während es für die Aromatherapie wie auch für Räucherungen keinen allzu großen Unterschied macht, von welcher Weihrauchbaumart das Harz stammt, ist für medizinische Zwecke das Harz von Boswellia serrata, also vom indischen Weihrauch, besonders empfehlenswert. Diese Weihrauchart weist zahlreiche Heilwirkungen auf, die bei anderen Arten in dieser Weise bisher noch nicht beobachtet werden konnten.

Die Heilwirkung des Gummiharzes aus Boswellia serrata beruht vor allem auf dem Zusammenwirken der folgenden Bestandteile: Boswelliasäure, ätherische Öle, Terpinole, Arabinose, Xylose, Galaktose, Uronsäuren, Beta-Sitosterin und Phlobaphene.

Bisher wird Weihrauchharz und ätherisches Weihrauchöl immer noch weitgehend aus Wildwuchsbeständen gewonnen. Unterschiede in der chemischen Zusammensetzung sind nicht auf Messungenauigkeiten, sondern vielmehr auf die Eigenheiten der jeweils analysierten Pflanze und deren Bestandteile zurückzuführen.

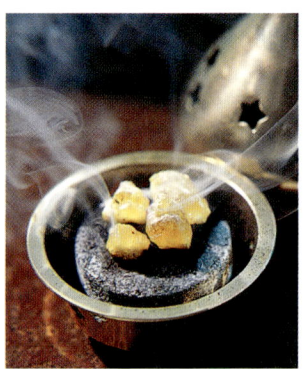

Räucherungen mit aromatischen Pflanzensubstanzen gehören zu den ältesten natürlichen Heilmethoden.

Lindern und heilen mit Weihrauch

Weihrauch wird seit Jahrtausenden als sanftes Naturheilmittel eingesetzt, um die unterschiedlichsten Leiden und Erkrankungen zu bekämpfen. Obwohl die entzündungshemmenden, schmerzstillenden, desinfizierenden und harmonisierenden Wirkungen von Weihrauchharz erst vor kurzem wissenschaftlich bestätigt werden konnten, nutzte man die Pflanzenessenz schon seit jeher für innerliche und äußerliche Anwendungen. Und schon sehr früh wusste man, dass Weihrauch nicht nur eine effektive Arznei bei körperlichen Beschwerden, sondern auch bei der Behandlung seelischer Probleme ist.

Traditionelle Anwendungen

Die Ursprünge der Räuchertradition verlieren sich im Dunkel der Vergangenheit. Man geht jedoch heute davon aus, dass Weihräucherungen bereits bei den Schamanen und Heilern des Altertums nicht nur Bestandteil religiöser Zeremonien waren, sondern auch für Heilzwecke eingesetzt wurden. Auch wenn Räucherungen ursprünglich durchgeführt wurden, um Opferkulte zu zelebrieren und Botschaften an die Götter zu senden, dürfte es nicht lange gedauert haben, bis Weihrauchharz auch für die Behandlung von Wunden, Entzündungen und Schmerzen Anwendung fand.

Weihrauch in der Ayurveda-Heilkunde

Schon lange bevor die Veden, die schriftlichen Zeugnisse der ältesten indischen Religion, verfasst wurden, haben die Weisen im alten Indien, die so genannten Rishis, philosophisches Wissen und Heilwissen mündlich weitergegeben. Schon in dieser Zeit, vor rund 4000 Jahren,

Es ist sehr wahrscheinlich, dass früher nicht nur das Harz des Weihrauchbaums, sondern auch seine Rinde für Heilzwecke eingesetzt wurde.

dürfte Weihrauch eingesetzt worden sein, um den Geist zu reinigen, die Seele für die spirituelle Verbindung mit Gott oder Brahma vorzubereiten und Dämonen zu vertreiben.

Die mehr als 3000 Jahre alte Ayurveda-Medizin benützt Weihrauch traditionell als Heilmittel gegen rheumatische Entzündungen. Im Ayurveda werden verschiedene Räuchermischungen auf Weihrauchbasis eingesetzt, und in einigen Familien, die der hinduistischen Tradition verbunden sind, werden weihrauchhaltige Räucherstäbchen noch heute verbrannt, um seelische Disharmonien aufzulösen und die Meditation zu erleichtern.

Versorgung von offenen Wunden

Doch schon lange Zeit, bevor die vedische Religion entstand, nutzten die alten Ägypter Weihrauch im kosmetischen und medizinischen Bereich. Wer sich schon einmal mit Räucherungen beschäftigt hat, wird vermutlich Kyphi kennen, eine traditionelle ägyptische Weihrauchmischung aus Weihrauch, Sandelholz, Zimt und vielen anderen Kräutern und Gewürzen, die noch heute im Handel erhältlich ist. Die ägyptischen Ärzte und Heiler wendeten Weihrauch jedoch nicht nur bei Räucherungen an. Da das Nähen damals noch unbekannt war, setzten sie das dickflüssige Weihrauchharz auch ein, um Wunden zu verschließen und Blutungen zu stillen.

Sanfte Behandlung von Hautausschlägen

Auch bei den alten Griechen war Weihrauch als Heilmittel sehr beliebt. Zwar benützten sie das Harz im Gegensatz zu den Ägyptern nicht dazu, um große Wunden zu schließen. Es fand jedoch als Zusatz in verschiedenen Wund- und Heilsalben Verwendung – vermutlich nicht nur wegen seiner heilenden, sondern auch wegen seiner geruchshemmenden Eigenschaften. Die griechischen Ärzte kannten eine Vielzahl von Zubereitungen, die Weihrauch in Mischungen mit anderen Harzen und Kräuterextrakten enthielten. Diese Präparate sollten vor allem gegen entzündliche Hauterscheinungen helfen.

Vor nahezu 2500 Jahren empfahl der griechische Arzt Hippokrates (460–375 v. Chr.), der als Begründer der abendländischen Medizin gilt, ein Rezept aus Weihrauch und Myrrhe, um chronische Geschwüre zum Abheilen zu bringen.

21

Schnelle Hilfe bei Krämpfen

In der traditionellen chinesischen Medizin wurde die Einnahme von Weihrauchpulver in Tees gegen Krämpfe, Menstruationsbeschwerden und Schmerzen verordnet. Äußerlich wurde Weihrauch zur Desinfektion von Wunden und Verletzungen, aber auch zur Behandlung von Prellungen und Zerrungen eingesetzt. Noch heute kennt und nutzt die chinesische Medizin Weihrauch als Bestandteil von Pflege- und Heilmitteln für die Haut.

Die mit der chinesischen Medizin ebenso wie mit dem Ayurveda verwandte tibetische Medizin kennt Mischungen aus Weihrauchpulver und verschiedenen Kräutern. Mit diesen Präparaten wurden vor allem Verdauungsstörungen behoben.

Ähnlich wie der heute wieder bekannt gewordene Lapachotee von den Indianern des Regenwaldes, werden Abkochungen der Weihrauchrinde in der indischen und tibetischen Heiltradition angewendet, um alltägliche Leiden zu lindern.

Balsam für die Atemwege

Wenn man bedenkt, dass die verschiedenen Boswelliaarten nicht nur in Indien und Äthiopien, sondern auch auf der arabischen Halbinsel bestens gedeihen, verwundert es natürlich nicht, dass Weihrauch auch in der arabischen Medizin eine wichtige Rolle spielte. Traditionell wurde Weihrauch von arabischen Ärzten verschrieben, um Nervenerkrankungen, Epilepsie und psychische Erkrankungen zu behandeln.

In Arabien wird Weihrauch noch heute eingesetzt, um Magenerkrankungen zu heilen und rheumatische Beschwerden zu lindern. In einer alten medizinischen Handschrift aus der Feder des arabischen Arztes und Philosophen Al-Kindi, die um 830 n. Chr. entstanden sein dürfte, sind bewährte Weihrauchrezepturen gegen Husten und Erkältungskrankheiten verzeichnet.

Mehr als 150 Jahre nach Al-Kindi verfasste der persische Arzt und Philosoph Avicenna sein medizinisches Handbuch »Kanon der Medizin«, das die traditionelle Klostermedizin durch wissenschaftliche Verfahren ersetzte. In Europa und im Mittleren Osten galt es bis zu Beginn unserer modernen Schulmedizin, also immerhin etwa 700 Jahre lang, als allgemein anerkanntes medizinisches Standardwerk. Avicenna beschrieb u. a. die Heilwirkungen des Weihrauchs bei zahlreichen

Al-Kindis Rezept gegen Erkältungen

▶ **Zutaten**
2 TL Gummi arabicum
2 TL Zucker, 1 TL Süßholz
1 TL Gummi tragant
1 TL Weihrauch

▶ **Zubereitung**
Sämtliche Zutaten werden in einem Mörser zu Pulver zer-

stoßen, gesiebt und in (dünnflüssigen, kaltgeschleuderten) Honig eingerührt.

▶ **Einnahmeempfehlung**
Nehmen Sie bei Beschwerden 3-mal täglich jeweils 1 Teelöffel Weihrauchhonig ein, pur oder in Kräutertee aufgelöst.

Erkrankungen, darunter Krebsleiden, Fieber, Infektionen und Verdauungsstörungen. Selbst im Bereich der Zahnheilkunde wurde Weihrauch im alten Arabien erfolgreich eingesetzt. Das weiche Gummiharz wurde dazu mit Meersalz vermischt und als Plombe benutzt, um Löcher in den Zähnen zuzustopfen.

Mittel zur Geburtshilfe

In der jüdischen Medizin wurde Weihrauch weniger für die Behandlung von Erkrankungen als vielmehr in der Geburtshilfe eingesetzt. In früheren Zeiten wurden Frauen nach jahrhundertealter Sitte in den Wehen mit Weihrauch beräuchert. Durch seine entspannende und krampflösende Wirkung erleichterte das balsamische Duftharz die Geburt. Man glaubte darüber hinaus, dass Weihrauch Mutter und Kind vor negativen Einflüssen schützte.

Weihrauch bei Hildegard von Bingen

Selbstverständlich sind Anwendungen mit Weihrauch nicht nur in fremden Kulturen bekannt. Auch in unserem Kulturkreis, in der Volksheilkunde des Mittelalters und in der Klostermedizin, wusste man die positiven Wirkungen des Weihrauchharzes zu schätzen. In der mittelalterlichen Räucherheilkunde wurde Weihrauch eingesetzt, um Krankenzimmer zu desinfizieren. Doch auch in der Geburtshilfe

Die arabischen Heiler benutzten Weihrauchharz zum Schienen von Knochenbrüchen. Zu diesem Zweck wurde das gebrochene Glied mit dünnen Rinden umwickelt. Zwischen die einzelnen Rindenschichten wurde weiches Harz aufgetragen, das beim Trocknen fest wurde, so dass gewissermaßen ein Vorgängermodell des heutigen Gipsverbands entstand.

und zur Behandlung von Muskelschmerzen und rheumatischen Beschwerden wurde gern zu Weihrauch gegriffen. Schließlich dient er dem Zweck, lästige Insekten wie Fliegen und Mücken fern zu halten.

Hildegard von Bingen ist mit Sicherheit eine der berühmtesten und schillerndsten Frauengestalten des Mittelalters. Die Benediktinerin hat sich nicht nur als Dichterin und Komponistin, sondern vor allem auch als Heilerin einen Namen gemacht. Ihre beiden medizinischen Schriften »Causae et Curae« und »Physica«, in denen sie zahlreiche natürliche Heilmittel auflistet, sind zur Grundlage der heute wieder sehr beliebten Hildegard-Heilkunde geworden.

Im Folgenden werden die wichtigsten Textauszüge aus Hildegards Schriften, die sich auf den Einsatz von Weihrauch beziehen, zitiert und kommentiert.

> Ihre Popularität verdankt die Hildegard-Heilkunde nicht nur dem Wunsch vieler Menschen nach sanften Heilmitteln aus der Naturapotheke, sondern auch aktuellen Laboruntersuchungen, die die Wirksamkeit pflanzlicher Medikamente immer öfter bestätigen können.

Bei Augenbeschwerden und Vergesslichkeit

»Der Weihrauch ist eher wärmend als kühlend, und sein Duft steigt ohne Feuer aufwärts, er macht die Augen klar und das Gehirn rein.« (»Physica«)

Indikation: Augenbeschwerden, Fehlsichtigkeit, übermüdete Augen, Konzentrationsstörungen und Vergesslichkeit

Anwendung: Sie benötigen 3 bis 4 Körner Weihrauchharz. Während die heilige Hildegard an anderer Stelle auch auf das Räuchern von Weihrauch zu sprechen kommt, spricht sie in dieser Textstelle die Möglichkeit an, Weihrauch auch »ohne Feuer« aufsteigen zu lassen. Während Weihrauch normalerweise auf glühender Kohle verräuchert wird, empfiehlt es sich bei dieser Anwendung, den Weihrauch auf einen heißen Ziegelstein (oder etwas zeitgemäßer auf eine Herdplatte) zu legen, und den dabei entstehenden Duft einzuatmen.

Bei Kopfschmerzen

»So nimm Weihrauch und mache ein Pulver aus ihm, gib ein wenig feines Mehl und auch Eiweiß hinzu; daraus bereite kleine Küchlein, die du an der Sonne oder aber auf einem erwärmten Ziegel trocknest, bring diese (Küchlein) oft an deine Nase, denn ihr Duft wird dich stärken und deine Augen

werden wieder klar sein und dein Gehirn wird erfüllt sein. Wer aber unter so starken Kopfschmerzen leidet, daß er glaubt, sein Kopf werde gespalten, der soll ein Küchlein, das wie in der obengenannten Weise zubereitet wurde, an seine beiden Schläfen auflegen, indem er es vor dem Zubettgehen mit einem Tuch mäßig festbindet – so wird der Kopfschmerz weichen ...« (»Physica«)

Indikation: Augenbeschwerden, Fehlsichtigkeit, übermüdete Augen, Konzentrationsstörungen, Vergesslichkeit, Kopfschmerz und Migräne

Anwendung: Zermahlen Sie getrocknetes Weihrauchharz in einer Pfeffermühle zu Pulver. Vermischen Sie 4 Esslöffel fein gemahlenes Dinkelmehl mit 1 Eiweiß, etwas Wasser und 1 gestrichenen Teelöffel Weihrauchpulver, und kneten Sie das Ganze zu einem festen Teig. Formen Sie daraus kleine, runde Küchlein, und lassen Sie diese 2 bis 3 Stunden an der Mittagssonne trocknen. Alternativ dazu können Sie den Teig auch etwa 30 Minuten lang im Ofen bei 80 °C trocknen. Bei akuten Beschwerden atmen Sie den Duft der Küchlein mehrmals täglich intensiv ein.

Bei Kopfschmerzen und Migräne sollten Sie je ein kleines, flaches Küchlein auf die Schläfen auflegen und diese mit einer Mullbinde fixieren. Legen Sie den Kopfverband jedoch nicht zu fest an – es darf kein unangenehmes Druckgefühl entstehen.

Hildegard empfiehlt, den Verband vor dem Zubettgehen anzulegen, damit sich die Heilwirkung über Nacht entfalten kann. Bei akuten Schmerzen kann man ihn aber auch tagsüber für ein bis zwei Stunden anwenden, wobei man sich möglichst hinlegen sollte.

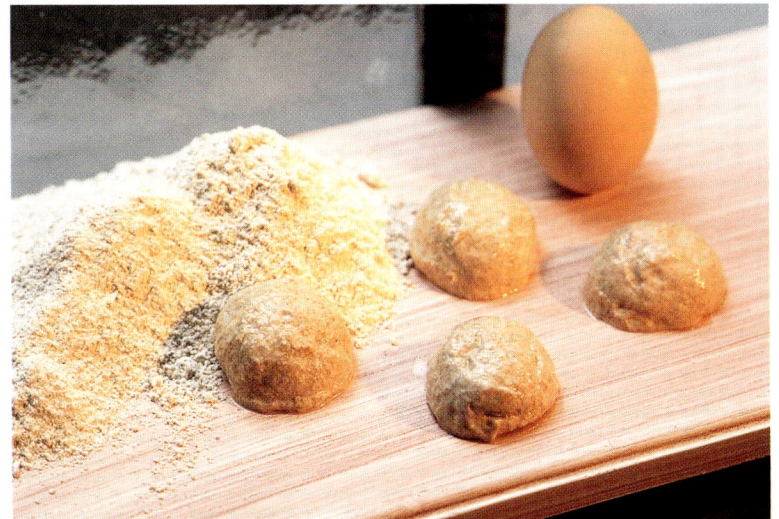

Eine bewährte Rezeptur aus dem Mittelalter: Legen Sie sich bei Kopfschmerzen und Augenbrennen Weihrauchküchlein auf die Schläfen, oder riechen Sie intensiv daran.

Bei Hörproblemen

Es gibt noch eine weitere Stelle, in der die heilige Hildegard auf Weihrauch zu sprechen kommt:

»Wird die Hörkraft bei einem Menschen durch bestimmte Krankheiten oder irgend eine Art von Phlegma geschwächt, soll er weißen Weihrauch auf glühende Kohlen legen und so verräuchern. Diesen Rauch soll er in das Ohr aufsteigen lassen, dessen Hörkraft geschädigt ist. Jedoch soll er das nicht zu häufig tun, denn wenn er es im Übermaß tut, mag er sich danach schlechter befinden ...« (»Causae et curae«)

Indikation: Beginnende Schwerhörigkeit, kurzzeitige Hörprobleme
Anwendung: Sie benötigen 2 bis 3 Körner helles Weihrauchharz. Legen Sie den Weihrauch auf die glühende Räucherkohle. Beugen Sie sich dann über den aufsteigenden Rauch, wobei Sie darauf achten sollten, dass der Kopf seitlich gehalten wird, damit der Rauch am betroffenen Ohr entlang aufsteigen kann. Führen Sie diese Anwendung höchstens 3 bis 5 Minuten lang durch. Da Hildegard ausdrücklich vor zu häufiger Anwendung warnt, genügt es, die »Räucherung« morgens und abends je 1-mal zu wiederholen.

Sollten die Beschwerden bei dieser Behandlung nicht innerhalb von 2 bis 3 Tagen verschwunden sein, empfehlen wir Ihnen, einen Arzt oder Heilpraktiker aufzusuchen, um den Ursachen der Hörprobleme auf den Grund zu gehen.

Bei plötzlich eintretender Schwerhörigkeit oder Ohrgeräuschen sollten Sie sofort einen Arzt konsultieren. Es kann sich dabei um einen Hörsturz handeln, bei dem rechtzeitige Behandlung entscheidend für den Verlauf ist.

Hoffnung bei schweren Erkrankungen

Weihrauch war in unserem Kulturkreis nicht nur in der Zeit Hildegard von Bingens, sondern auch in den folgenden Jahrhunderten als natürliches Heilmittel bekannt. In der Volksmedizin und Kräuterkunde wusste man seit jeher um die auswurffördernden, schleimlösenden und entzündungshemmenden Eigenschaften des Harzes. Doch dies ist nicht der Grund dafür, dass Weihrauch heute wieder ins allgemeine Bewusstsein rückt. Es ist vor allem die Popularität des Ayurveda, der mehr als 3000 Jahre alten traditionellen Heilmethode aus Indien, die dafür gesorgt hat, dass Weihrauch heute als Geheimtipp für die Behandlung chronischer Entzündungen gilt und dass immer mehr Heilpraktiker und naturheilkundlich orientierte Ärzte sich für Olibanum zu interessieren beginnen.

Geheimwaffe gegen rheumatische Beschwerden

In der Tat verwenden Ayurveda-Ärzte Boswellia serrata, das Harz des indischen Weihrauchbaums, mit großem Erfolg bei der Behandlung bestimmter entzündlicher Prozesse, gegen die hierzulande kein Kraut gewachsen zu sein scheint. In der Ayurveda-Medizin werden Patienten, die an entzündlichen rheumatischen Beschwerden, Ischiasschmerzen, Arthritis oder Muskelschmerzen leiden, noch heute mit Weihrauch behandelt.

Die indische Bezeichnung für das Harz der indischen Boswelliaart (Boswellia serrata) lautete »Guggul« (Hindi) bzw. »Guggulu« (Sanskrit). Nach Ansicht der Ayurveda-Ärzte greift Guggul harmonisierend in den menschlichen Energiekreislauf ein, indem es die Pitta-Energie anregt. Trotz westlicher Skepsis zeitigen diese Methoden teilweise erstaunliche Heilerfolge, die sich selbst bei kritischer Betrachtung nicht von der Hand weisen lassen.

Wie können diese Erfolge, die sich übrigens nicht nur bei der Behandlung rheumatischer Erkrankungen, sondern auch bei der Bekämpfung der Schuppenflechte (Psoriasis) und entzündlicher Darmerkrankungen zeigten, erklärt werden?

Heiler aus dem alten Indien konnten vor Tausenden von Jahren durch Beobachtung, Intuition und den lebendigen Kontakt zur Natur Erkenntnisse gewinnen, die heute nur aufgrund modernster labortechnischer Untersuchungsmethoden nachvollziehbar sind.

Was Laboruntersuchungen verraten

Neben vielen anderen Inhaltsstoffen enthält Weihrauchharz vor allem Boswelliasäuren. Gerade die indische Weihrauchvarietät, Boswellia serrata, ist reich an diesen pentazyklisch-triterpenoiden Substanzen. Etwa seit Mitte der achtziger Jahre konnte mehrfach nachgewiesen werden, dass Boswelliasäuren eine entzündungshemmende Wirkung aufweisen. Dabei scheinen insbesondere die 11-Keto-Beta-Boswelliasäure und ihre azetylierte Form eine große Rolle zu spielen.

Wissenschaftler vermuten, dass die Ursache für die erstaunlichen Heilwirkungen des Weihrauchs darin zu suchen sind, dass Boswelliasäuren die 5-Lipoxygenase-Aktivität hemmen. Dadurch wird gleichzeitig die Leukotrienbildung eingedämmt. Bei den Leukotrienen handelt es sich um Gewebehormone, die unter bestimmten Bedingungen Entzündungen und Allergien auslösen können.

Vor allem bei chronischen entzündlichen Erkrankungen wie der chronischen Polyarthritis, Asthma bronchiale, Psoriasis (Schuppenflechte) und entzündlichen Darmleiden wie Morbus Crohn und Colitis ulcerosa hält die übermäßige Leukotrienbildung den Entzündungsprozess in Gang und führt somit zu schmerzhaften Symptomen.

Forscherteams aus Ost und West haben herausgefunden, dass die im Weihrauch enthaltene Boswelliasäure in den Arachidonsäurestoffwechsel eingreift und die ursächlich am Entzündungsgeschehen beteiligte 5-Lipoxygenase-Aktivität reduziert.

Boswelliasäuren hemmen Entzündungen

In Deutschland war es vor allem Prof. Dr. med. Hermann P. T. Ammon, Professor an der Universität Tübingen und Präsident der Deutschen Pharmazeutischen Gesellschaft (DPhG), der sich mit der Möglichkeit beschäftigt hat, Weihrauch bei entzündlichen Erkrankungen einzusetzen. Prof. Dr. Ammon, der eng mit indischen Forschern zusammenarbeitet, weist besonders auf die entzündungshemmenden, analgetischen (schmerzstillenden), immunsuppressiven und antimikrobiellen Eigenschaften der Boswelliasäuren hin, die im Tierversuch bereits mehrfach bestätigt werden konnten.

Heilerfolge bei Darmerkrankungen

Wie Prof. Dr. Ammon berichtet, wurde in Indien eine offene Studie an 34 Patienten durchgeführt, die an Colitis ulcerosa, einer entzündlichen Dickdarmerkrankung, litten. Die Patienten wurden über einen Zeitraum von sechs Wochen täglich mit einem alkoholischen Weihrauchextrakt behandelt. In 80 Prozent der Fälle konnte ein Rückgang der Krankheitszeichen beobachtet werden. Symptome wie Durchfall, Blutverlust über den Stuhl sowie Schmerzen ließen deutlich nach. Laboruntersuchungen zeigten eine Verbesserung des Blutbilds und eine Regeneration der Darmschleimhaut.

Die mit der Weihrauchtherapie erzielten Ergebnisse entsprachen denen einer Kontrollgruppe, in der die Patienten auf herkömmliche Weise, also unter Einsatz von kortisonhaltigen Medikamenten (Sulfasalazin), behandelt worden waren. Das Risiko von Spätschäden durch eine intensive Kortisonbehandlung fällt allerdings weg.

Ein Problem im wissenschaftlichen Nachweis der Heilwirkungen von boswelliasäurehaltigen Weihrauchpräparaten besteht darin, dass zahlreiche Studien in Indien durchgeführt wurden. Diese klinischen Untersuchungen zeigten zwar teilweise beeindruckende Erfolge, sie haben jedoch den Nachteil, dass sie nicht dem Standard moderner westlicher klinischer Studien gerecht werden.

Inzwischen kamen jedoch auch deutsche Studien, wie sie beispielsweise an 48 Polyarthritispatienten durchgeführt wurden, zu positiven Ergebnissen. Die Weihrauchtherapie führte dabei zu einer eindeutigen Verbesserung der Symptome. Schwellungen, Steifigkeit der Gelenke und Schmerzen nahmen durch den Einsatz des Weihrauchmittels deutlich ab.

Symptomlinderung bei Hirntumoren

Prof. Dr. Thomas Simmet, der an der Abteilung für Pharmakologie und Toxikologie der Universität Bochum tätig ist, erforschte die Wirkung des traditionellen Ayurveda-Mittels H15 in Zusammenhang mit Astrozytomen, einer Form von Hirntumoren. In klinischen Untersuchungen konnte Prof. Dr. Simmet, der für seine Studien mehrere Forschungspreise gewann, nachweisen, dass die Weihrauchgabe zu einer Hemmung des Tumorwachstums führte. Damit ging eine eindeutige Besserung der Hirndrucksymptome einher.

Abschwellende Wirkung

Simmet vertritt die Ansicht, dass sowohl die tumorhemmenden als auch die abschwellenden Wirkungen des Weihrauchpräparats H15, die bei der Behandlung von 25 Krebspatienten zu beobachten waren, auf einer Hemmung des 5-Lipoxygenase-Stoffwechselwegs beruhen.

Prof. Dr. Simmet berichtet, dass Hirntumorpatienten in einer Studie bereits nach dem ersten Behandlungstag mit Boswelliasäure einen spürbaren Rückgang der typischen Begleiterscheinungen wie z. B. Lähmungen und heftige Kopfschmerzen angaben.

Dem gleichen Vorgang verdankt Weihrauch auch seine entzündungshemmenden Eigenschaften. Der Neurologe Dr. Michael Winking aus München berichtet, dass Glioblastompatienten, die an bösartigen Geschwulsten im Bereich des Großhirns leiden, schon eine Woche vor der Operation ein Weihrauchmittel verabreicht wird. Die Boswelliasäure bringt die Ödeme zum Abschwellen.

Bei den Kortisonen handelt es sich um Hormone, die von der Nebennierenrinde produziert werden. Obwohl kortisonhaltige Medikamente viele Beschwerden lindern können, vermag Kortison die Erkrankung als solche nicht zu heilen.

Die Forschung steckt noch in den Anfängen

Die im Weihrauch in großer Menge enthaltene Boswelliasäure hemmt die an chronischen Entzündungsprozessen maßgeblich beteiligte Leukotrienbildung. Von daher liegt es nahe, Entzündungen mit Weihrauch zu behandeln. Die publik gewordenen Untersuchungsergebnisse, die sich auf die Einnahme von Weihrauchpräparaten beziehen, haben sowohl im Kreis der Forscher als auch bei Laien Begeisterung und große Hoffnungen hervorgerufen. Vieles spricht dafür, dass es gerade für Patienten, die an chronischen entzündlichen Erkrankungen leiden, Grund zur Hoffnung gibt. Die bisher durchgeführten Forschungen reichen jedoch nicht aus, um die strengen Vorgaben der Zulassungsbehörden zu erfüllen. Dies sollte aber niemanden davon abhalten, sich über die Möglichkeiten einer ganzheitlichen Weihrauchbehandlung zu informieren und eigene Erfahrungen mit diesem sanften Naturheilmittel zu sammeln. Durch den verantwortungsvollen Umgang mit Weihrauchanwendungen konnten viele Menschen bereits erstaunliche Erfolge für sich verbuchen.

Nebenwirkungen von Kortison

▶ Schwächung des Immunsystems

▶ Verzögerte Wundheilung

▶ Magen- und Zwölffingerdarmgeschwüre mit Gefahr des Magendurchbruchs

▶ Muskelschwäche

▶ Akne

▶ Gehäuftes Auftreten von Infektionen

▶ Menstruationsstörungen

▶ Impotenz

▶ Psychische Veränderungen

Suche nach einer Kortisonalternative

Weihrauchpräparate werden aufgrund der vorliegenden Ergebnisse derzeit immer häufiger als sanfte Alternative zu kortisonhaltigen Arzneimitteln diskutiert. In der Schulmedizin werden Kortisone (Glukokortikoide) als entzündungshemmende Mittel vor allem gegen asthmatische Beschwerden, chronische Polyarthritis, entzündliche Darmerkrankungen und entzündliche Hautleiden verschrieben, also bei exakt derselben Art von Erkrankungen, die gut auf eine Weihrauchtherapie ansprechen.

Als Kortisone – genauer gesagt synthetische Kortisonabkömmlinge – erstmals auf den Markt kamen, wurden sie vielfach als Allheilmittel betrachtet und entsprechend unvernünftig eingesetzt – was teilweise fatale Folgen für die Patienten hatte. Inzwischen werden die Mittel sehr viel vorsichtiger verwendet, wodurch einige der unerwünschten Nebenwirkungen reduziert werden konnten. Den Vorteilen, die kortisonhaltige Medikamente bei der Linderung belastender Symptome aufzuweisen haben, stehen nämlich eine ganze Reihe von Nachteilen gegenüber.

Derzeit werden Weihrauchpräparate vereinzelt auch schon im schulmedizinischen Bereich eingesetzt, um die Dosis von Kortikoiden oder anderen Medikamenten langfristig zu senken. Für Patienten, die nicht ganz auf die Kortisonbehandlung verzichten können oder wollen, bedeutet dies einen enormen Vorteil.

Risiken bei dauerhafter Kortisonanwendung

Im Gegensatz zur kurzfristigen kann die dauerhafte Einnahme von Kortison u.a. auch noch an der Entstehung von Erkrankungen wie Osteoporose, Diabetes mellitus sowie grauem oder grünem Star beteiligt sein. Doch nicht nur die Einnahme, auch die äußerliche Anwendung von kortisonhaltigen Einreibemitteln, wie sie bei rheumatischen Beschwerden eingesetzt werden, sind ins Kreuzfeuer der Kritik geraten. Neben den bereits genannten Nebenwirkungen kann es hier nämlich auch noch zu erheblichen Hautschäden (Hautverdünnung und Erweiterung der Blutgefäße) kommen.

Aus den genannten Gründen ist es nur allzu verständlich, dass Kortison in der Naturheilkunde einen eher schlechten Ruf hat, und viele Menschen, die an den Nebenwirkungen einer Kortisonbehandlung leiden, nach sinnvollen, ungefährlicheren Alternativen suchen.

In der Anwendung mild und verträglich

Die aktuellen Forschungsergebnisse und die jahrtausendealte Erfahrung mit Weihrauchmitteln lassen den Schluss zu, dass eine solche sanfte Alternative kurz vor ihrem Durchbruch steht. Gerade bei den Erkrankungen, die bisher nur mit Kortison behandelt werden konnten, nämlich bei chronischen Entzündungsprozessen, zeigt Weihrauch seine größten Heilwirkungen. Dabei haben Untersuchungen gezeigt, dass toxische (giftige) Wirkungen bei der Verabreichung von Weihrauch ebenso wenig zu erwarten sind wie unangenehme Nebenwirkungen. In seltenen Fällen wurden jedoch allergische Reaktionen, Übelkeit oder leichte Magenbeschwerden beobachtet. Doch diese nur ausnahmsweise auftretenden Nebenwirkungen sind im Vergleich zu denen des Kortisons in der Regel vernachlässigbar. Äußerlich angewendet haben Weihrauchsalben in einigen Fällen leichte Hautreizungen hervorgerufen. Darüber hinaus sind jedoch keinerlei Nebenwirkungen bekannt geworden.

> Allergien gegen Weihrauch sind äußerst selten. Da es sich dabei aber um ganz individuelle Reaktionen des Immunsystems handelt, sind sie auch bei vollkommen natürlichen Stoffen niemals völlig auszuschließen.

Mittel mit komplexen Wirkstoffen

Wer die Wirkungen von Weihrauchpräparaten betrachtet, muss grundsätzlich zwischen zwei Heilwirkungen unterscheiden: jenen, die in der Ayurveda-Medizin seit Jahrtausenden beobachtet werden, und jenen, die durch aktuelle Forschungsergebnisse belegt sind. Dabei sollte man auch bedenken, dass Weihrauch ein natürliches, komplexes Heilmittel mit einer Fülle an Inhaltsstoffen wie ätherischen Ölen, Harzen, Schleimstoffen usw. ist.

Die jüngsten wissenschaftlichen Untersuchungen haben sich jedoch nahezu ausschließlich mit einem speziellen Inhaltsstoff, nämlich der Boswelliasäure, beschäftigt. Um aussagekräftigere Schlüsse ziehen zu können, müsste man zunächst sämtliche Inhaltsstoffe kennen. Dies ist im Moment nicht der Fall, wie Prof. Dr. Simmet bemerkte: »Wie bereits erwähnt ist H15 ein Extrakt und demzufolge ein Multistoffgemisch, dessen Zusammensetzung bis ins letzte Detail nicht bekannt ist.«

Synergie – mehr als die Summe aller Teile

Bei der Behandlung mit natürlichen Pflanzensubstanzen wie beispielsweise Weihrauch sollten die einzelnen Inhaltsstoffe nie isoliert betrachtet werden. Erst der gesamte Wirkstoffkomplex des Weihrauchs führt zu der so genannten synergetischen Wirkung, also zu einem harmonischen Zusammenwirken der einzelnen Bestandteile. Diese synergetische Wirkung ist auf wissenschaftlichem Weg aufgrund ihrer ungeheuren Komplexität kaum zu erfassen, was natürlich nicht heißt, dass sie nicht beobachtet und erfahren werden kann.

Häufigste Anwendungsbereiche

Aus moderner pharmazeutischer Sicht eignet sich Weihrauch vor allem für die Behandlung folgender Erkrankungen:

▶ Chronische rheumatische Polyarthritis
▶ Psoriasis (Schuppenflechte)
▶ Asthma bronchiale
▶ Entzündliche Darmerkrankungen (Morbus Crohn, Colitis ulcerosa)

Die Tatsache, dass manche Heilwirkungen des Weihrauchs nicht wissenschaftlich nachzuweisen sind, bedeutet nicht, dass sie nicht existieren. Das komplizierte Zusammenspiel einzelner Stoffe ist mit Labormethoden kaum nachzuvollziehen.

Hier hilft Weihrauch

In der Ayurveda-Medizin wird Weihrauch eingesetzt

▶ Zur Schleimlösung
▶ Zur Behandlung von Atemwegserkrankungen
▶ Zur Linderung starker Schmerzen, die in Zusammenhang mit chronischen Entzündungen auftreten
▶ Gegen Muskel- und Gelenkschwellungen
▶ Zur Stärkung der Gebärmutter

▶ Zur Stärkung des Organismus nach Krankheiten
▶ Zur Behandlung entzündlich-rheumatischer Erkrankungen
▶ Gegen Schuppenflechte (Psoriasis)
▶ Zur Stärkung des Immunsystems
▶ Zur Tumorbekämpfung
▶ Zur Appetitzügelung
▶ Zur Gewichtsreduktion
▶ Gegen Nervosität

Positive Rückmeldungen aus aller Welt

Betroffene aus der ganzen Welt berichten darüber, dass die Einnahme von Weihrauchpräparaten zu einer spürbaren Verbesserung ihres Allgemeinbefindens führte. So wurde beobachtet, dass z. B. rheumatische Beschwerden, Bauchkrämpfe und Durchfälle nachließen oder verschwanden. Die Funktion des Immunabwehrsystems wurde aktiviert, Infektionen traten nur noch selten auf, und Begleitentzündungen im Bereich der Haut, der Augen oder Nebenhöhlen verschwanden. In manchen Fällen ermöglichte es die unterstützende Weihrauchbehandlung, die Dosierung von kortisonhaltigen Medikamenten deutlich zu reduzieren.

Studien haben gezeigt, dass die Einnahme von Weihrauchmitteln vor allem bei chronischen Entzündungen, im Fall von rheumatischen Beschwerden also besonders bei rheumatoider Arthritis, zu empfehlen ist.

Weihrauchpräparate im Überblick

Im folgenden Abschnitt werden praktische Tipps für die Weihrauchtherapie gegeben und die wichtigsten Weihrauchpräparate kurz erläutert, um ein wenig Licht in die verwirrende Vielfalt der verschiedenen Mittel zu bringen. Prinzipiell kann das Weihrauchharz durch die Atmung aufgenommen (Räucherungen, ätherische Öle) oder äußerlich (Salben, Bäder, ätherische Öle) und innerlich (Weihrauchpulver, Weihrauchpräparate oder Weihrauchelixier) angewendet werden.

Weihrauchharz

Das natürlichste Weihrauchmittel ist das Harz, das schon von den alten Ägyptern verwendet wurde. Für Heilzwecke eignet sich das indische Weihrauchharz (Boswellia serrata) mit Abstand am besten. Das getrocknete, gelbliche Harz ist normalerweise in Form von Körnern erhältlich, die stecknadelkopf- oder auch schon mal kieselsteingroß sind. Sie können das Harz über den Räucherversand, in Apotheken, in Esoterikläden, im Devotionalienhandel sowie eventuell auch an Gewürzständen beziehen. Weihrauchharz wird vor allem für Räucherungen oder als Grundsubstanz für Weihrauchpulver benötigt.

Weihrauchpulver

Hier handelt es sich um die pulverisierte Form des getrockneten Harzes. Weihrauchpulver kann beispielsweise in Teemischungen und als Badezusatz eingesetzt werden.

Die Herstellung von Weihrauchpulver ist mit einigen Schwierigkeiten verbunden. Im Mörser bleibt das Harz am Boden kleben, die Küchenreibe ist wegen der geringen Größe der Weihrauchkörner eine Gefahr für die Finger. Die besten Resultate erzielt man mit einer kleinen Pfeffermühle, in der sich das Harz, sofern es wirklich gut getrocknet ist, recht leicht pulverisieren lässt.

Ätherisches Weihrauchöl

Das durch Wasserdampfdestillation gewonnene Harzöl ist im Fachhandel für Aromatherapie, aber auch in vielen Reformhäusern, Apotheken und Drogerien erhältlich. Die Möglichkeiten, die Heilwirkungen des ätherischen Öls aus indischem oder arabischem Weihrauch zu nützen, sind so zahlreich, dass diesem Thema ein ganzes Kapitel (»Aromatherapie mit Weihrauchölen«, Seite 50ff.) gewidmet ist.

Weihrauchelixier

Weihrauchharz ist zwar nicht wasserlöslich, kann jedoch ohne Weiteres in Alkohol aufgelöst werden, sofern dieser hochprozentig genug ist. Die besten Ergebnisse erzielt man mit 90-prozentigem Äthylalkohol. Da pharmazeutisch hergestellte Weihrauchpräparate in Deutschland derzeit nicht zugelassen sind, sind einige Betroffene darauf ausgewichen, sich ein Elixier auf Weihrauchbasis anzufertigen (Rezept siehe Seite 36). Natürlich kann dieses Elixier nicht als vollkommener Ersatz für die in Indien und der Schweiz verkäuflichen Mittel angesehen werden, da der Wirkstoffgehalt bei dieser Darreichungsform deutlich niedriger ist. Auf der anderen Seite sind die Ergebnisse, die mit dem Elixier bei der unterstützenden Behandlung chronischer Entzündungen beobachtet wurden, durchweg positiv.

Natürlich sollten Sie die Pfeffermühle ausschließlich für Weihrauchharz verwenden, da Ihre Speisen sonst einen etwas eigenartigen Geschmack annehmen würden. Eine andere Möglichkeit besteht darin, einen freundlichen Apotheker dazu zu überreden, Ihnen Weihrauchharz zu Pulver zu mahlen.

Rezept für Weihrauchelixier

▶ Besorgen Sie sich auf Vorrat 100 Milliliter 90-prozentigen Äthylalkohol.

▶ Kaufen Sie zusätzlich eine leere 50-ml-Flasche aus gefärbtem Glas, die nach Möglichkeit mit einem Tropfeinsatz versehen sein sollte. Ist dies nicht der Fall, müssen Sie sich mit einer Pipette behelfen.

▶ Geben Sie 3 gestrichene Teelöffel Weihrauchharz – dies entspricht ca. 10 Gramm Weihrauch – in die leere 50-ml-Flasche, und gießen Sie das Ganze mit dem Äthylalkohol auf.

▶ Schütteln Sie die Mischung regelmäßig kräftig durch, und lassen Sie sie mindestens 12 Stunden lang ziehen.

▶ Bevor Sie das Elixier einnehmen, sollten Sie die Flasche jedes Mal kurz schütteln.

▶ Obwohl das Elixier sehr lange haltbar ist, empfiehlt es sich, keine zu große Menge anzufertigen, sondern es bei Bedarf frisch zuzubereiten.

Weihrauchsalbe

Derzeit sind Weihrauchsalben für die äußerlichen Anwendung in Apotheken erhältlich. Wenngleich sie meist nicht vorrätig sind, können sie in der Regel leicht bestellt werden. Sie eignen sich zur Hautpflege und zur unterstützenden Behandlung von rheumatischen Entzündungen.

Die Handelsnamen, unter denen »Salai Guggal« heute in Tabletten- und Extraktform erhältlich ist, lauten »Sallaki« und »H15«.

Bezugsprobleme bei Weihrauchpräparaten

In neueren Presseberichten war häufig von den erstaunlichen Heilwirkungen eines Weihrauchpräparats die Rede. Dabei handelt es sich um Trockenrückstände aus dem alkoholischen Extrakt des Harzes. Das traditionelle Weihrauchpräparat der indischen Medizin ist unter dem Namen »Salai Guggal« oder »Sallaki« bekannt. Das Mittel H15, das die gleichen Inhaltsstoffe wie Sallaki enthält, ist im Schweizer Kanton Appenzell registriert und kann von dort auf ärztliche Verschreibung hin bezogen werden. Neueren Informationen zufolge soll das Mittel inzwischen auch in den Niederlanden erhältlich sein.

Ungeklärte Rechtslage

Natürlich gibt es auch hierzulande Bestrebungen, die viel versprechenden Weihrauchpräparate H15 oder Sallaki zuzulassen. So versuchen nicht nur Forscher, sondern auch Firmen, die Zulassung voranzutreiben. Dennoch wird es vermutlich noch eine Weile dauern, bis genügend Untersuchungsergebnisse vorliegen.

Zum jetzigen Zeitpunkt (August 1998) ist es weder Apotheken noch Pharmafirmen erlaubt, Weihrauchpräparate für die Einnahme abzugeben. Dies hindert einige pharmazeutische Versandfirmen nicht daran, eigene Präparate auf Weihrauchbasis zu vertreiben. Vom Bezug derartiger Produkte ist allerdings dringend abzuraten, da sich die besagten Firmen einerseits auf illegalem Terrain bewegen und man andererseits nie wissen kann, ob die angegebenen Inhaltstoffe auch wirklich in dem Präparat enthalten sind.

Die vernünftigste Möglichkeit, die vielfach erprobten und zuverlässigen Weihrauchmittel Sallaki und H15 für die Behandlung chronischer Entzündungen anzuwenden, besteht darin, sich an einen naturheilkundlich orientierten Arzt zu wenden. Man kann aber auch einen Ayurveda-Arzt aufsuchen, der bei entzündlichen Leiden in der Regel zu einer Weihrauchtherapie raten wird. Dabei verschreibt er vermutlich Sallaki oder H15.

Die Dosierung bei innerlicher Anwendung

Bei Weihrauchpräparaten wie Sallaki oder H15 wird Erwachsenen zu einer Standarddosierung von 1200 Milligramm Trockenextrakt pro Tag geraten. Bei der Behandlung von Kindern ist die Dosis natürlich entsprechend zu reduzieren. In Einzelfällen wird die Dosierung zu Beginn der Therapie stark erhöht, sofern der Arzt dies für sinnvoll hält. Die Einnahme erfolgt am besten nach den Mahlzeiten. Weihrauchpulver oder -tabletten sollten überdies immer mit einer ausreichenden Menge an Flüssigkeit eingenommen werden.

Weihrauchpräparate sollten weder in der Schwangerschaft noch in der Stillzeit eingenommen werden.

Derzeit sind die Präparate Sallaki und H15 in Deutschland noch nicht zugelassen. Das bedeutet, dass man nicht einfach in die Apotheke gehen und sich diese Mittel kaufen oder auch nur bestellen kann.

Weihrauch ist meist auch dort erhältlich, wo Gegenstände zur Andacht angeboten werden. Sie können zwischen Räuchermischungen, Weihrauchharz und -pulver wählen.

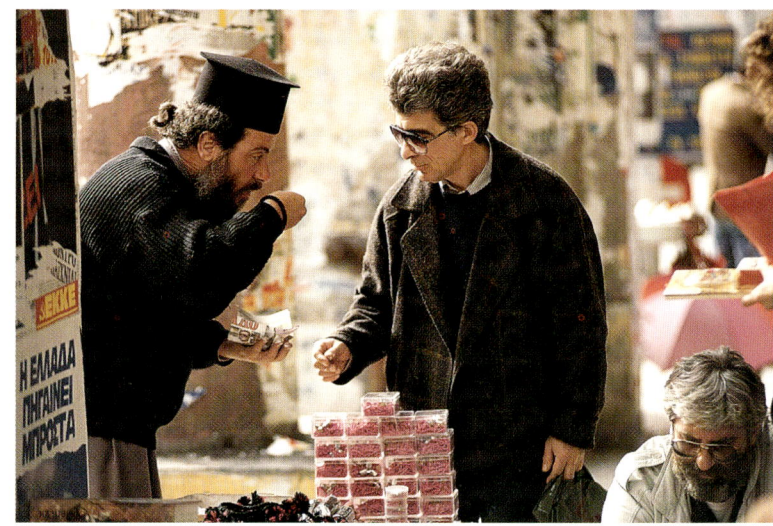

Kein Mittel mit Sofortwirkung

Die Einnahme von Weihrauchpräparaten führt nicht sofort zu spürbaren Ergebnissen. Im Allgemeinen ist bei täglicher Einnahme etwa nach einem Monat mit den ersten positiven Wirkungen zu rechnen. Bei der Behandlung chronischer Entzündungen ist daher etwas Geduld erforderlich. Nach Wirkungseintritt sollte die Dosierung der Basistherapie erst dann reduziert werden, wenn es zur deutlichen Verbesserung des Befindens gekommen ist.

Da die rechtliche Lage derzeit verwirrend ist, ist es sinnvoll, sich bei naturheilkundlich orientierten Apotheken oder möglicherweise auch bei entsprechenden Firmen nach dem jeweiligen neuesten Stand der Dinge zu erkundigen.

Nicht in eigener Regie handeln

Bei der Behandlung ernsthafter Erkrankungen wie Asthma bronchiale, Schuppenflechte oder Morbus Crohn ist immer ein Arzt zurate zu ziehen. Es ist zwar richtig, dass einige Menschen sich Weihrauchpräparate aus Indien oder auf anderem Weg besorgt haben und damit in der Eigentherapie überaschende Erfolge erzielten. Man sollte H15 oder Sallaki jedoch niemals auf eigene Faust einnehmen. Nur der erfahrene Arzt, Ayurveda-Arzt oder Heilpraktiker kann eine optimale Behandlung garantieren.

Anwendungen von Weihrauch

Die Behandlung vieler entzündlicher Erkrankungen lässt sich mit Weihrauchanwendungen unterstützen. Das Kapitel »Aromatherapie mit Weihrauchölen« (Seite 50ff.) bietet zahlreiche Anregungen, wie man alltägliche Beschwerden lindern kann. Darüber hinaus sei auf den Abschnitt über Räucherungen (Seite 82ff.) verwiesen. Dort erfahren Sie, wie Sie durch den Einsatz von Weihrauchmischungen zu mehr seelischer Harmonie und Ausgeglichenheit gelangen.

Rheumatoide Arthritis (chronische Polyarthritis)

Unter dem Begriff »Rheuma«, der Kurzform von Erkrankungen des rheumatischen Formenkreises, wird eine Vielzahl an Erkrankungen zusammengefasst. So sprechen viele Menschen davon, dass sie »ihr Rheuma« plagt, unabhängig davon, ob sie an Gicht, geschwollenen Gelenken, schmerzenden Muskeln, Rückenschmerzen, Schleimbeutelentzündungen oder Abnutzungserscheinungen in Form einer Arthrose leiden. Grundsätzlich gilt es jedoch, zwischen degenerativem und entzündlichem Rheuma zu unterscheiden und Sonderformen wie den Weichteilrheumatismus, der Muskeln, Sehnen, Schleimbeutel und Bänder befällt, oder die Gicht zu erkennen.

Boswelliasäuren hemmen die Bildung der am Entzündungsprozess beteiligten Leukotriene schon in sehr kleinen Konzentrationen. Man sollte Weihrauch daher nicht gleich höher dosieren, wenn positive Ergebnisse eine Weile auf sich warten lassen.

Symptome und Ursachen

Bei der rheumatoiden Arthritis, die auch als chronische Polyarthritis bezeichnet wird, sind meist mehrere Gelenke von Entzündungen betroffen. Typische Symptome sind morgendliche Steifheit der Finger und anderer Gelenke, geschwollene Gelenke über mehr als sechs Wochen, tastbare Knoten unter der Haut, reißende Schmerzen im Bereich der Halswirbelsäule sowie in Armen und Beinen. Häufig kommen Müdigkeit, Fieber und Erschöpfung hinzu. Es kann auch zu Schädigungen von Herz und Lunge sowie der Augen kommen.

Die Ursachen für das Leiden, das Frauen etwa doppelt so oft befällt wie Männer, sind bisher weitgehend ungeklärt. Einerseits stehen bestimmte Mikroorganismen in Verdacht, die rheumatoide Arthritis auszulösen. Vor allem sind aber Störungen des Immunsystems und seelische Faktoren an der Entstehung der Erkrankung beteiligt.

Das können Sie selbst tun

Die chronische Polyarthritis wird schulmedizinisch mit Kortison und nichtsteroidalen Antirheumatika bekämpft. Leider haben diese Mittel teilweise schwere Nebenwirkungen. Dennoch kann meist nicht ganz auf sie verzichtet werden. Erkundigen Sie sich nach einem Arzt, der bereit ist, Ihnen Weihrauchpräparate zu verschreiben, und sei es nur, um die Dosierung der herkömmlichen Medikamente senken zu können. Um die Beschwerden zu lindern, haben wir noch einige Rezepte und Tipps für Sie zusammengestellt.

Je nachdem, ob Sie gerade an einer akuten Entzündung leiden oder derzeit keine Entzündungsschübe auftreten, sollte die Polyarthritis entweder mit Kälte oder mit Wärme behandelt werden.

Weihrauch-Kälte-Packung

Wenn Sie unter akuten Entzündungsschüben leiden und die Gelenke sich heiß anfühlen, helfen Kälteanwendungen, deren Wirkungen durch Weihrauch noch verbessert werden können, besonders gut. Alles was Sie benötigen, sind einige Eiswürfel, die Sie in eine Plastiktüte füllen, und ein Frotteehandtuch.

Anwendung: Bevor Sie das Handtuch um den Eisbeutel wickeln, sollten Sie eine Schüssel mit möglichst kaltem Wasser füllen und 1 Teelöffel Weihrauchpulver sowie 6 Tropfen ätherisches Weihrauchöl hineinrühren. Tauchen Sie das Handtuch dann in das Wasser ein, wringen Sie es vorsichtig aus, wickeln Sie es um den Eisbeutel, und legen Sie diese Weihrauch-Kälte-Packung etwa 15 Minuten lang auf das betroffene Gelenk auf. Wiederholen Sie diese Anwendung anschließend noch 1- oder 2-mal.

Jeder Mensch trägt selbst Verantwortung für seine Gesundheit. Durch die richtige Lebens- und Ernährungsweise, aber auch durch den bewussten Einsatz von Naturheilmitteln wie Weihrauch, lässt sich jede ärztliche Behandlung gut ergänzen.

Weihrauch-Moor-Packung

In Apotheken können Sie lindernde Moor- bzw. Fangopackungen kaufen, die sich jedoch nicht zur Anwendung im akuten Entzündungsstadium eignen.

Anwendung: Um die Packung durchzuführen, verrühren Sie den Packungsinhalt mit Wasser, so wie es im Beipackzettel beschrieben ist. Rühren Sie zusätzlich 2 gestrichene Teelöffel Weihrauchpulver ein, da die heilende Wirkung dadurch deutlich verstärkt wird. Wenden Sie die Packung im Übrigen laut Beschreibung an. Im Normalfall lässt man sie etwa 30 Minuten lang einwirken, bevor man den Heilschlamm wieder gründlich abwäscht.

Weihrauch-Teufelskralle-Tee

Bei rheumatischen Beschwerden hat sich auch die folgende Teemischung bewährt, die eine stark entzündungshemmende, schmerzlindernde und entschlackende Wirkung besitzt. In Apotheken sowie in Reformhäusern können Sie den Teufelskrallentee portionsweise in Aufgussbeuteln kaufen.

Bei Gelenkschmerzen empfehlen sich auch Moorbäder, denen man ebenfalls pulverisierten Weihrauch zusetzen kann. Anschließend sollte man etwas ruhen, da diese Bäder recht anstrengend für den Kreislauf sind.

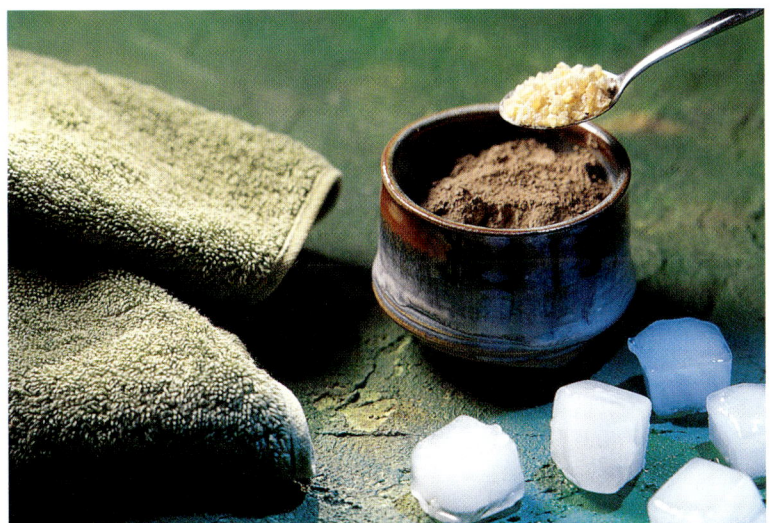

Kältepackungen mit Weihrauch haben eine gute Wirkung bei entzündlichen Gelenkerkrankungen. Stellen Sie das betroffene Gelenk ruhig, und schonen Sie es: So fördern Sie den Heilungsprozess.

Anwendung: Übergießen Sie einen Aufgussbeutel mit 250 Milliliter kochendem Wasser, und lassen Sie das Ganze 10 Minuten lang ziehen. Geben Sie dann 1 Messerspitze Weihrauchpulver und 1 Teelöffel Honig in den Tee, der leider relativ bitter schmeckt. Trinken Sie den Tee 3-mal täglich vor den Mahlzeiten, und führen Sie diese Behandlung über einen Zeitraum von mindestens 6 Wochen durch.

Weihraucheelixier

Anwendung: Nehmen Sie mindestens 6 Wochen lang 3-mal täglich jeweils 25 Tropfen Weihraucheelixier (Rezept siehe Seite 36) in einem Glas Wasser oder einer Tasse Tee ein. Führen Sie diese Anwendung ergänzend zur herkömmlichen Behandlung durch.

Weihrauchbäder

Bei rheumatoider Arthritis sollten regelmäßig Vollbäder durchgeführt werden, wobei darauf zu achten ist, dass die Temperatur des Wassers der Körpertemperatur entspricht, also etwas über 37 °C liegt. Im Kapitel über ätherisches Weihrauchöl (siehe Seite 53ff.) finden Sie weitere interessante Rezepte für Badezusätze.
Anwendung: Vermischen Sie 250 Milliliter frische, flüssige Sahne mit 2 Teelöffeln dünnflüssigem Honig, 1 Teelöffel Weihrauchpulver und 35 Tropfen Weihraucheelixier (Rezept siehe Seite 36). Geben Sie die Mischung dann ins Badewasser, bevor Sie in die Wanne steigen.

Aromatherapie und Räucherungen mit Weihrauch

Psychische Belastungen, Stress und die Unfähigkeit, Emotionen zum Ausdruck zu bringen, sind an der Entstehung der rheumatoiden Arthritis maßgeblich beteiligt und beeinflussen ihren Verlauf. Durch Yoga, autogenes Training und andere meditative Praktiken, die es Ihnen ermöglichen, wieder mehr zu sich selbst zu finden, kann der Heilungsprozess entzündlicher Erkrankungen oft in erstaunlicher Weise gefördert werden.

Das selbst angesetzte Weihraucheelixier sollten Sie nur anwenden, wenn der Arzt Ihnen nicht ohnehin eine Therapie mit Weihrauchpräparaten verordnet hat. Eine allzu hohe Dosierung von Olibanum hilft nämlich keineswegs schneller oder besser.

Durch den Duft des Weihrauchs können Sie sich in eine angenehme, entspannte Stimmung versetzen. In den Kapiteln «Aromatherapie mit Weihrauchölen« (Seite 50ff.) und »Weihrauch, Heilmittel für die Seele« (Seite 80ff.) erfahren Sie dazu alles Nötige.

Zusätzliche Tipps

Führen Sie unter Anleitung eines Heilpraktikers oder naturheilkundlich orientierten Arztes eine Fasten- oder Darmreinigungskur durch, und stellen Sie Ihre Ernährung anschließend um. Sorgen Sie für eine ausreichende Zufuhr von Vitaminen und Mineralstoffen. Essen Sie Salate, Obst, Gemüse- und Vollkorngerichte, und nehmen Sie ausreichend Flüssigkeit zu sich. Durch Massagen, vor allem aber durch Fußreflexzonenmassagen und Akupressur bzw. Akupunktur können bei der Behandlung oft Erfolge erzielt werden.

Achten Sie darauf, dass Ihr Bett mit einer festen Matratze ausgestattet ist. Setzen Sie gegebenenfalls einen Lattenrost ein, und versuchen Sie, beim Schlafen möglichst flach zu liegen. Verzichten Sie auf dicke Kopfkissen, und benützen Sie stattdessen lieber eine Nackenrolle.

> Omega-3-Fettsäuren wirken entzündlichen Prozessen entgegen. Sie sind besonders reichlich in Lachs und Hering enthalten, weshalb diese Fische möglichst häufig auf dem Speisezettel stehen sollten.

Entzündliche Darmerkrankungen

Aktuelle Forschungsergebnisse belegen die Wirksamkeit von Weihrauchpräparaten bei der Behandlung von entzündlichen Dickdarmerkrankungen, insbesondere von Colitis ulcerosa und Morbus Crohn.

Colitis ulcerosa

Bei der Colitis ulcerosa handelt es sich um eine schubweise verlaufende, chronische Entzündung des Dickdarms bzw. der Dickdarmschleimhaut, die sehr ernste Formen annehmen kann.

Beschwerden: Die vom Mastdarm ausgehende Entzündung äußert sich in Bauchschmerzen, Fieber, Appetitlosigkeit und Gewichtsabnahme. Häufig kommt es zu Blut- und Schleimbeimengungen im Stuhl.

Unter ungünstigen Umständen kann sich die Entzündung der Schleimhaut auf den gesamten Dickdarm ausbreiten und zur Bildung von Geschwüren führen, die die Darmwand zerstören.

Ursachen: Als Ursache werden erbliche Faktoren, bakterielle Infektionen, vor allem aber auch psychische Dauerbelastungen, etwa durch Stress, diskutiert.

Darmentzündungen sind sehr ernst zu nehmen. Eine Weihrauchtherapie allein reicht zu ihrer Behandlung nicht aus. Man kann jedoch mit Weihrauch gegen den Stress angehen, der diese Krankheiten mit verursacht.

Morbus Crohn

Auch bei Morbus Crohn handelt es sich um eine entzündlich verlaufende Darmerkrankung. Im Gegensatz zur Colitis ulcerosa beschränkt sich die Entzündung jedoch nicht auf den Dickdarm. Sie kann im schlimmsten Fall den gesamten Verdauungstrakt, den Dünn-, Dick- und Mastdarm, zuweilen sogar die Speiseröhre befallen. Meist werden jedoch die letzte Dünndarmschlinge oder einzelne, abgegrenzte Darmabschnitte in Mitleidenschaft gezogen.

Beschwerden: Zu den häufigsten Symptomen der Crohnschen Krankheit, wie Morbus Crohn auch genannt wird, zählen Fieber, Gewichtsverlust, Bauchkrämpfe, Durchfälle, die zum Teil mit Blut und Schleim vermengt sind, und Schleimhauteinrisse mit der Bildung von Fisteln. Darüber hinaus können Gelenkbeschwerden sowie Entzündungen der Augen und Hauterkrankungen auftreten.

Ursachen: Ebenso wie bei der Colitis ulcerosa, von der die Crohnsche Krankheit auch für den Arzt oft nicht leicht abzugrenzen ist, sind die Ursachen der Erkrankung weitgehend ungeklärt. Auch hier werden neben erblichen Vorbelastungen bakterielle Infektionen und psychosozialer Stress als Auslöser vermutet.

Das können Sie selbst tun

Ob Sie nun an Morbus Crohn oder Colitis ulcerosa leiden — auf jeden Fall sollten Sie Ihren Arzt, der die Erkrankung vermutlich mit kortisonhaltigen Medikamenten behandeln wird, darum bitten, einen Versuch mit Weihrauchpräparaten zu wagen. Außerdem können Sie selbst einiges dafür tun, um die Beschwerden zu lindern.

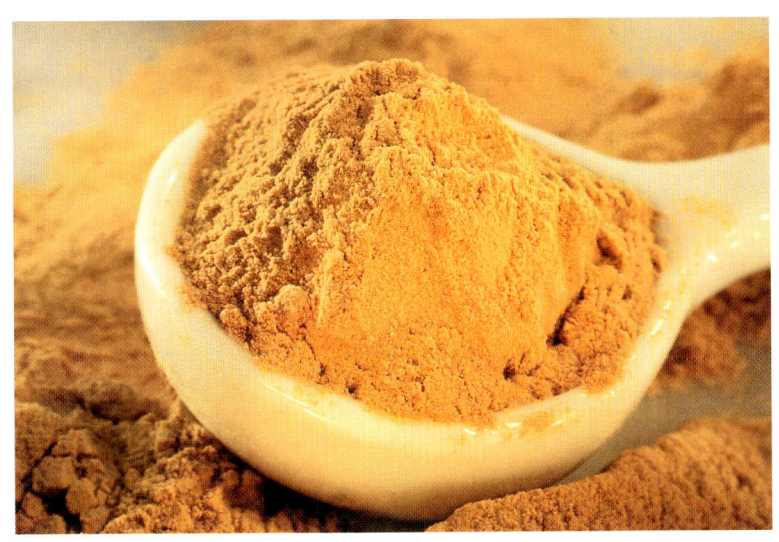

Heilerde hat seit Jahrhunderten einen festen Platz in der Volksheilkunde. Durch das Beimengen von Weihrauchpulver kann ihre entzündungshemmende Wirkung noch gesteigert werden.

Weihrauch-Heilerde-Mischung

Vor allem bei akuten Durchfällen ist es sinnvoll, Heilerde einzunehmen. In der Apotheke erhalten Sie Heilerde, wobei Sie darauf achten sollten, ein Präparat für innerliche Anwendungen zu kaufen. Der Zusatz von Weihrauchpulver erhöht die positive Wirkung.

Anwendung: Nehmen Sie mindestens 2-mal täglich, bei Bedarf auch häufiger, ein Glas lauwarmes Wasser mit 1 Teelöffel Heilerde und 1 Messerspitze Weihrauchpulver ein.

Weihrauchelixier

Nehmen Sie das Elixier nur ein, wenn Sie nicht ohnehin eine ärztlich verordnete Therapie mit Weihrauchmitteln (wie Sallaki oder H15) durchführen. Eine der beiden Behandlungsformen genügt.

Anwendung: Zur Unterstützung der ganzheitlichen Behandlung nehmen Sie über mehrere Wochen 3-mal täglich je 25 Tropfen Weihrauchelixier (Rezept siehe Seite 36) in einer großen Tasse Kräutertee mit Honig ein. Am besten eignet sich ein Tee aus Schafgarbe, Enzianwurzel und/oder Kamille, den Sie in Apotheken auch fertig gemischt erhalten.

Bei akuten Durchfällen, die länger als einen Tag anhalten, muss in jedem Fall der Arzt zurate gezogen werden. Es kann sich dabei um eine Infektion handeln, die ohne herkömmliche Medikamente nicht in den Griff zu bekommen ist.

Aromatherapie mit Weihrauchöl

Ihr seelischer Zustand entscheidet wesentlich über Ihr Befinden und Ihre Heilungschancen. Das Erlernen von Entspannungstechniken kann sehr wertvoll sein, um Stress und Belastungen entgegenzuwirken. Durch den Einsatz von ätherischem Weihrauchöl können Sie eine Atmosphäre schaffen, die Ihnen ein Höchstmaß an Entspannung ermöglicht.
Anwendung: Träufeln Sie dazu einfach regelmäßig 3 Tropfen ätherisches Weihrauchöl in die Duftlampe (siehe Seite 50ff.)

Weihräucherungen

Auch Räucherungen, wie sie auf Seite 80ff. beschrieben werden, haben sich bestens bewährt, wenn es darum geht, Stress und Ängste abzubauen und zu innerer Ruhe zu finden.

Zusätzliche Tipps

Bei entzündlichen Darmerkrankungen sollten Sie unbedingt versuchen, Ihre Ernährung umzustellen. Eine faserreiche, biologische Vollwertkost mit viel Gemüse, Salaten und Sauermilchprodukten kann hier sehr hilfreich sein. Verzichten Sie darüber hinaus konsequent auf Reizstoffe wie Koffein, Süßigkeiten, fette Speisen, scharfe Gewürze und möglichst auch auf Nikotin.

Darmerkrankungen können einem den Spaß am Essen gründlich verleiden. Trotzdem sollte man auf regelmäßige leichte Mahlzeiten achten, gründlich kauen und sich ausreichend Zeit dabei lassen.

Psoriasis (Schuppenflechte)

Beschwerden: Bei dieser Erkrankung zeigen sich auf der Haut ziegelrote, von silbrigen Schuppen bedeckte Hautausschläge, die meist nicht jucken. Die Hautflecken treten vor allem an Knien, Ellbogen und der Kopfhaut auf.
Ursachen: Als Ursachen der Erkrankung kommen eine erbliche Vorbelastung sowie als Auslöser Infektionskrankheiten wie Grippe, Angina und Bronchitis infrage. Wie bei allen chronischen entzündlichen Er-

krankungen scheinen seelische Krisen ebenfalls als Auslöser der Schuppenflechte infrage zu kommen oder den Verlauf der Erkrankung zumindest zu beeinflussen. Sie tritt oft in Schüben auf.

Das können Sie selbst tun

Im Kapitel »Aromatherapie mit Weihrauchölen« (Seite 50ff.) finden Sie ein Massageöl, eine Salbe und ein Vollbad auf Weihrauchbasis, mit denen Sie die Schuppenflechte sanft behandeln können. Darüber hinaus können Sie einen Ayurveda-Arzt aufsuchen oder Ihren Arzt davon überzeugen, Ihnen zumindest versuchsweise Weihrauchpräparate zu verschreiben. Diese Mittel haben bereits in vielen Fällen dazu beigetragen, Entzündungen zu lindern. Sie haben bei diesem Experiment nichts zu verlieren, da Nebenwirkungen bei vernünftiger Dosierung nicht zu erwarten sind.

Weihrauchelixier

Falls Sie momentan keinen Arzt finden können, der Ihnen auf diesem Weg weiterhilft, sollten Sie es zunächst mit der regelmäßigen Einnahme von Weihrauchelixier versuchen.

Anwendung: Nehmen Sie dazu langfristig 3-mal täglich je 25 Tropfen Elixier (Rezept siehe Seite 36) in einer Tasse Kräutertee ein. Um die Wirkungen noch zu verstärken, können Sie statt gewöhnlichen Kräutertees den südamerikanischen Lapachotee (aus dem Reformhaus), der kein Koffein enthält und ebenfalls gute Heilwirkungen bei Entzündungen zeigt, als Teegrundlage für das Weihrauchelixier wählen. Süßen Sie den Tee nach Wunsch mit 1 Teelöffel Honig.

Weihrauch-Kälte-Packung

Um akute Hautentzündungen zu lindern, können Sie Kältepackungen anfertigen und diese 15 Minuten lang auf die betroffenen Bereiche auflegen. Bei Bedarf öfter wiederholen.

Anwendung: Wie unter »Rheumatoide Arthritis« (Seite 40) beschrieben.

Lapachotee eignet sich auch für Bäder gegen Schuppenflechte. Man setzt dem Badewasser 1 Liter kräftigen Lapachosud vermischt mit 2 Esslöffeln süßer Sahne zu und badet darin mehrmals wöchentlich für 15 bis 20 Minuten.

Zusätzliche Tipps

Durch Kneippanwendungen wie kalte Güsse, Wassertreten und wechselwarme Fußbäder können Sie die Immunabwehr stärken, den Organismus entgiften und die Hautdurchblutung anregen, was sich bei der Behandlung der Psoriasis sehr positiv bemerkbar macht.

Luft- und Sonnenbäder, vor allem aber Aufenthalte am Toten Meer bzw. entsprechende Meersalzbadezusätze (aus der Apotheke) sind ebenfalls hilfreich. Reduzieren Sie ferner Ihren Alkohol- und Nikotinkonsum, und ernähren Sie sich vitamin- und eiweißreich.

Bei der Ernährung sollten Sie den Schwerpunkt auf Sauermilchprodukte, Fisch und Ananas setzen. Diese Nahrungsmittel enthalten Substanzen, die langfristig die Beschwerden lindern können.

Asthma bronchiale

Beschwerden: Bei Asthma kommt es zu Hustenanfällen und Atemnot. Ein Asthmaanfall beginnt in der Regel als Reizhusten, später treten stoßartige Atemzüge mit dem typischen giemenden Geräusch auf. Dabei fällt den Betroffenen vor allem das Ausatmen schwer. Besonders bei alten oder kreislaufgeschwächten Menschen dürfen Asthmaanfälle nicht auf die leichte Schulter genommen werden. Es ist wichtig, sich möglichst frühzeitig vom Arzt behandeln zu lassen.

Ursachen: Was die Ursachen der Erkrankung betrifft, so scheinen hier neben einer Überempfindlichkeit der Bronchialschleimhaut vor allem Allergien – etwa gegen Tierhaare, Blütenpollen oder Hausstaub – infrage zu kommen. Doch auch ein Mangel an seelischer Stabilität kann das Auftreten von Asthmaanfällen vor allem bei sensiblen, psychisch belasteten Personen fördern.

Das können Sie selbst tun

Aromatherapeutische Behandlungstipps zu Asthma finden Sie auf Seite 65. Darüber hinaus sollten Sie sich nach der Möglichkeit erkundigen, eine Weihrauchtherapie mit Präparaten aus der Schweiz durchzuführen. Sie müssen dazu jedoch einen Arzt konsultieren, da die Mittel nur auf Verschreibung erhältlich sind.

Entspannungstechniken

Im Mittelpunkt der Asthmabehandlung sollte die Harmonisierung der Psyche stehen. Durch Entspannungstechniken wie autogenes Training oder meditative Methoden wie die chinesische Atemgymnastik Qi Gong können die Beschwerden oft schnell gelindert werden. Weihrauch ist ein Mittel, das nicht nur auf körperlicher, sondern auch auf seelischer Ebene wirkt. Durch die Verwendung des Weihrauchdufts, etwa in Form ätherischer Öle oder Räucherungen, können Sie ideale Voraussetzungen für die Bewältigung von Stress und für die Heilung seelischer Verletzungen schaffen.

Vermeiden Sie Hektik und Stress. Lassen Sie die Dinge etwas ruhiger angehen. Verzichten Sie auf Zigaretten, und versuchen Sie, verqualmte Räume zu meiden. Achten Sie auf genügend Bewegung an der frischen Luft, ernähren Sie sich vollwertig, und führen Sie zur Stärkung des Immunsystems öfter Kneippgüsse durch.

Weihrauchelixier

Anwendung: Als Alternative zur ärztlich verordneten Weihrauchtherapie oder auch als Unterstützung der schulmedizinischen Behandlung mit Kortison oder bronchienerweiternden Medikamenten empfiehlt es sich, über einen Zeitraum von mindestens 6 Wochen 3-mal täglich je 25 Tropfen Weihrauchelixier (Rezepte siehe Seite 36) einzunehmen. Lösen Sie das Elixier in Wasser oder Tee auf.

Weihrauch-Huflattich-Tee

Zusätzlich zum Weihrauchelixier empfiehlt sich die Einnahme einer Teemischung, die auch gute Ergebnisse bei der Linderung von Asthma gezeigt hat. Huflattichkraut erhalten Sie in der Apotheke.

Anwendung: Überbrühen Sie 2 Teelöffel Huflattichkraut mit 250 Milliliter Wasser. Lassen Sie die Kräuter mindestens 5 Minuten lang ziehen, seihen Sie sie dann ab, und fügen Sie dem Tee 1 Messerspitze frisch gemahlenes Weihrauchpulver und 1 Teelöffel Honig hinzu.

Huflattich wächst bei uns wild und gehört zu den ersten Frühlingsblühern am Wegrand. Seine Heilwirkung bei Erkrankungen der Atmungsorgane war schon im Altertum bekannt und wurde von Galen, dem berühmtesten Arzt der Antike, in seinen Schriften gerühmt.

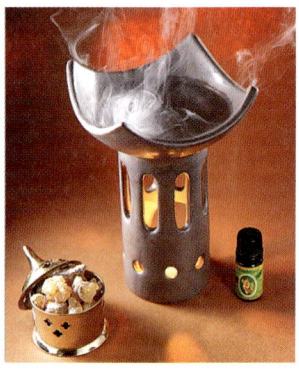

Die entspannende Wirkung von ätherischem Weihrauchöl entfaltet sich am besten in einer Duftlampe.

Aromatherapie mit Weihrauchölen

In der Aromatherapie wird Weihrauchduft schon seit langem gerne eingesetzt. Düfte und aromatische Substanzen haben einen starken Einfluss auf unser Leben. Auch wenn Sie noch keine Erfahrungen mit dem gezielten Einsatz von Düften, etwa in Form von Räucherstäbchen, Duftkerzen oder Aromaölen, gemacht haben, werden Sie dennoch instinktiv darauf achten, gute Gerüche um sich zu haben, und Kosmetika, Parfums, Aftershaves oder auch Waschmittel wählen, deren Duft Ihre Nase nicht beleidigt.

Bewusster Einsatz von Wohlgerüchen

Die Aromatherapie macht sich die einfache Tatsache zunutze, dass Düfte innerhalb von Sekundenbruchteilen unsere Stimmung verändern, unser Wohlbefinden erhöhen und Heilungsprozesse unterstützen können. Obwohl die moderne Aromatherapie eine relativ neue sanfte Heilmethode darstellt, war der Einsatz aromatischer Substanzen seit jeher in der Heilkunst der alten Völker, etwa bei den Arabern, Indern oder Griechen, verankert. Gerade im Hinblick auf den Weihrauch wird deutlich, dass erste Vorläufer der heutigen Aromatherapie in Form von Räucherungen oder der Herstellung hautpflegender Kosmetika schon sehr lange bekannt sind.

Die heutige Form der Aromatherapie wurde erst im Verlauf der letzten Jahrzehnte entwickelt und in den dreißiger Jahren durch den französischen Chemiker René Maurice Gattefossé geprägt. Sie nutzt die Heilkraft ätherischer Öle, die durch Wasserdampfdestillation, alkoholische Extraktionen oder Kaltpressung gewonnen werden. Der Aromatherapie liegt die Beobachtung zugrunde, dass unterschiedliche Pflanzendüfte dazu beitragen können, körperliche und seelische Probleme in den Griff zu bekommen.

Weihrauchanwendungen im Bereich der Aromatherapie waren schon lange vor dem Bekanntwerden des derzeit so populären Mittels H15 bekannt und beliebt.

Die Macht der Düfte

Wie inzwischen in einer Reihe von wissenschaftlichen Untersuchungen nachgewiesen werden konnte, haben ätherische Öle ganz spezifische Wirkungen. Je nach Art des verwendeten Öls sind die Wirkungen auf den Körper dabei recht unterschiedlich. Zu den wichtigsten Eigenschaften der ätherischen Öle zählen ihre antiseptischen (Wundinfektionen verhindernden), desinfizierenden, schleimlösenden, tonisierenden, adstringierenden (zusammenziehenden), krampflösenden und entzündungshemmenden Wirkungen. Viele Salben, Einreibemittel, Badezusätze oder Inhalationspräparate, die heute in Apotheken erhältlich sind und auch von Schulmedizinern immer öfter empfohlen werden, enthalten ätherische Öle.

Einfluss auf Körper und Seele

Einer besonders großen Beliebtheit erfreut sich in letzter Zeit das australische Teebaumöl, das entzündungshemmend, pilzabtötend, hautreinigend und desinfizierend wirkt. Doch nur wenige wissen, dass auch das ätherische Weihrauchöl zahlreiche Heilwirkungen aufzuweisen hat. So entfaltet das Öl auf körperlicher Ebene u. a. antiseptische, verdauungsfördernde, entzündungshemmende und schmerzlindernde Eigenschaften. Darüber hinaus wirkt ätherisches Weihrauchöl auch in sehr starkem Maß auf der psychischen Ebene, was man von vielen anderen Ölen kaum sagen kann. Und der ganzheitlich orientierten Aromatherapie geht es im Grunde weniger um die physiologischen Wirkungen, als vielmehr um die psychischen.

Über den Geruchsinn beeinflussen Düfte unser Unterbewusstsein und unsere Gefühle, was wiederum körperliche Auswirkungen hat. Wenn wir jemanden »nicht riechen« können oder uns »etwas stinkt«, werden sich diese Emotionen auch im Körper, etwa in der Muskulatur, der Atemtiefe und Atemfrequenz oder im Verdauungsbereich, widerspiegeln.

Wie die Aromatherapie wirkt

Tatsächlich ist der Geruchssinn für den Menschen wesentlich wichtiger, als allgemein angenommen wird. Doch was geschieht eigentlich, wenn wir beispielsweise den würzigen Geruch eines ätherischen Weihrauchöls aus Indien riechen?

Physiologische Abläufe

Durch das Einatmen nehmen die Duftstoffmoleküle, die durch das Verdampfen oder Verräuchern des Weihrauchs in die Raumluft gelangen, Kontakt mit der Nasenschleimhaut auf. Im »Riechfeld«, einem mit mehreren Millionen Riechnervenzellen ausgestatteten Bereich im oberen Teil der Nase, werden durch den Duftreiz Nervenimpulse an das Gehirn weitergeleitet. Die Nase steht also in direkter Verbindung mit dem Gehirn, besser gesagt mit dem Limbischen System, einem entwicklungsgeschichtlich sehr alten Teil des Gehirns. Das Limbische System bildet u. a. auch die Zentrale, die die Verbindung zwischen Bewusstseinsabläufen, Emotionen und körperlichen Funktionen wie z. B. dem Hormonhaushalt herstellt. Auf diese Weise gelangen Gerüche unmittelbar in unser Unterbewusstsein und beeinflussen unsere Stimmung und unser Wohlbefinden.

Die Heilkraft der Düfte beruht hauptsächlich auf ihrer ausgleichenden Wirkung auf die Seele. Sie bekämpfen nicht gezielt Symptome, sondern balancieren ein inneres Ungleichgewicht aus.

Die Psyche speichert Dufterinnerungen

Abgesehen von diesen physiologischen Abläufen gibt es auch einen psychologischen Grund für die enorme Wirkung, die Düfte auf Körper und Seele ausüben. Jede Erfahrung ist mit bestimmten Erinnerungen und Assoziationen verbunden. Im Gegensatz zu optischen und sprachlichen Erinnerungen, die sich im Lauf der Zeit oft verändern, sind gefühlsbetonte Assoziationen sehr viel stabiler und prägen sich meist schon in frühester Kindheit ein. Mit jedem wahrgenommenen Geruch werden aus dem Unterbewusstsein in Sekundenschnelle Erinnerungen abgerufen. In unserem Kulturkreis hinterlassen Weihrauchgerüche, die Bestandteil vieler christlicher Zeremonien sind, oft besonders intensive Gefühlserinnerungen.

In der Aromatherapie hat sich gezeigt, dass Patienten auch dann positiv auf Weihrauchöl reagieren, wenn sie in anderen Kulturkreisen aufgewachsen sind. Gerüche von ätherischen Ölen wie Weihrauch-, Zimt- oder Orangenöl werden also von den meisten Menschen unabhängig von kulturellen Unterschieden oder Erlebnissen der Vergangenheit instinktiv als angenehm, entspannend und wohltuend empfunden.

Ätherisches Weihrauchöl

Die Aromaöle oder genauer gesagt die ätherischen Öle stehen im Mittelpunkt der Aromatherapie. Alle Pflanzen enthalten ätherische Öle, wobei diese winzigen Öltröpfchen vorwiegend in den Blüten, Blättern, Wurzeln und Rinden oder aber – wie im Fall des Weihrauchs – im Harz enthalten sind. Ätherische Öle werden nicht nur in bestimmten Arzneimitteln, sondern auch für die Herstellung von Kosmetika und in der Nahrungsmittelindustrie eingesetzt, wobei hier allerdings oft auch künstliche Aromastoffe verwendet werden.

Extraktion mit Wasserdampf

Um ätherisches Öl aus der Weihrauchpflanze zu extrahieren, muss zunächst einmal das Weihrauchharz gewonnen werden. Das Harz aus Boswellia serrata (indischem Weihrauch) besteht zu 16 bis 18 Prozent aus ätherischen Ölen. Durch Wasserdampfdestillation wird aus dem Harz das Öl gewonnen, das übrigens auch unter der Bezeichnung »Olibanumöl« im Handel ist. Es ist von blassgelber Farbe und hat einen leicht harzigen, holzigen und würzigen Duft.

Bei den ätherischen Weihrauchölen, die in der Aromatherapie eingesetzt werden, handelt es sich nicht um künstliche Duftstoffe, sondern um äußerst hochwertige Naturprodukte. Um einige Tropfen ätherisches Öl zu gewinnen, werden beachtliche Pflanzenrohstoffe benötigt. Man sollte Weihrauchöl deshalb nur sehr sparsam dosieren.

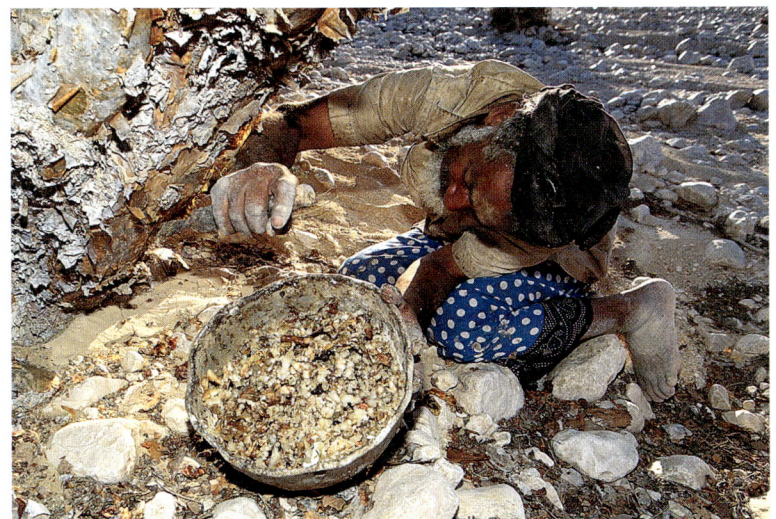

Weihrauch wird noch heute mühselig von Hand geerntet. Um genügend Harz für die Ölgewinnung bereitzustellen, muss ein Arbeiter fleißig sammeln.

Einkaufstipps

▶ Achten Sie beim Einkauf darauf, dass Sie ausschließlich hochwertiges, naturreines Weihrauchöl kaufen.

▶ Das Öl sollte in dunklen Glasfläschchen mit Tropfeinsatz angeboten werden. Künstliche Zusätze oder Aromastoffe dürfen nicht enthalten sein. Um sicher zu gehen, wenden Sie sich am besten an einen seriösen Händler, der Ihnen auch etwas über die Herkunft des Öls sagen kann.

▶ Viele Naturkost- und Bioläden führen hochwertige Öle, doch Sie können sich Ihr Weihrauchöl natürlich ebenso in Reformhäusern, Apotheken oder über den Versand beschaffen.

Der Weihrauchduft fördert die Entspannung und erzeugt innere Ruhe. Er wirkt Ängsten entgegen und steigert die Aufnahmefähigkeit für tiefe, spirituelle Empfindungen.

Verschiedene Ölsorten

Es sind derzeit mehrere verschiedene Weihrauchöle im Handel. Die beiden wichtigsten und zugleich empfehlenswertesten sind das indische und das arabische Weihrauchöl. Sowohl der Duft als auch die Wirkungen der beiden Öle sind relativ ähnlich, weshalb Sie sie bei den weiter unten aufgeführten Rezepten und Anwendungen beliebig austauschen können.

Für die Aromatherapie sind die folgenden beiden ätherischen Weihrauchöle besonders zu empfehlen:

▶ Weihrauch arabisch (Boswellia sacra), Herkunft: Äthiopien
▶ Weihrauch indisch (Boswellia serrata), Herkunft: Indien

Ein weiteres Weihrauchöl, das allerdings recht schwer zu beschaffen ist, stammt aus Somalia. Es handelt sich um das Öl aus Boswellia thurifera. Wenn Sie möchten, können Sie auch einmal mit diesem Öl experimentieren. Die meisten positiven Erfahrungen, die wir persönlich mit Weihrauchöl gesammelt haben oder von denen uns berichtet wurde, beziehen sich allerdings auf die beiden oben genannten Öle. Leider sind oft verfälschte oder nachgeahmte ätherische Öle im Handel. Achten Sie unbedingt darauf, dass auf dem Fläschchen die Angabe »100 Prozent naturrein« steht; »naturidentisch« ist gleichbedeutend mit synthetisch hergestellt.

Die häufigsten Einsatzbereiche

Es gibt viele Gründe, die für die Anwendung von ätherischem Weihrauchöl sprechen. Bisher wurden keinerlei Nebenwirkungen bekannt, und seine Einsatzmöglichkeiten sind außerordentlich breit gefächert. In der Aromatherapie wird Weihrauchöl vor allem eingesetzt, um Atemwegserkrankungen wie Bronchitis, Asthma oder Nebenhöhlenentzündungen zu behandeln. In seinen Wirkungsbereich fallen aber auch grippale Infekte, Hauterkrankungen, Geschwüre, Wunden, Verdauungsstörungen, Brustdrüsenentzündung, Muskel- und Gelenkschmerzen sowie Krämpfe. Obwohl es immer günstig ist, einen Aromatherapeuten oder Heilpraktiker aufzusuchen, um seine Beschwerden professionell behandeln zu lassen, können Sie bei den meisten kleineren Alltagsproblemen auch selbst einiges tun, um die Heilung zu unterstützen.

Mittel gegen Stimmungstiefs

Neben den körperlichen Wirkungen sind es vor allem auch die Einflüsse auf die Psyche, die das Olibanumöl für die begleitende Behandlung zahlreicher Beschwerden interessant machen. Schon in den alten Kulturen galt Weihrauch als spirituelle Substanz, die bei magischen Zeremonien und für die Meditation eingesetzt wurde. Die entspannende, lösende und harmonisierende Wirkung des Weihrauchöls auf Seele und Geist wurde durch langjährige Erfahrungen im Bereich der modernen Aromatherapie immer wieder bestätigt. Somit ist das ätherische Weihrauchöl das ideale Mittel für Menschen, die unter Nervosität leiden. Durch seine Geborgenheit schenkende und stimmungsaufhellende Wirkung hilft Weihrauch aber auch bei depressiven Verstimmungen und Niedergeschlagenheit. Im geistigen Bereich trägt Weihrauch dazu bei, mehr Klarheit zu gewinnen, indem er die Konzentrationsfähigkeit erhöht.

Ätherisches Weihrauchöl wird vor allem äußerlich angewandt. Sie können das Öl langsam in Duftlampen verdampfen lassen, es bei Massagen, Inhalationen oder Bädern einsetzen oder hautpflegende Cremes damit herstellen.

Die besondere Stärke der Aromatherapie liegt in der Linderung leichter Alltagsbeschwerden. Auch bei ernsteren Erkrankungen kann sie die Symptome spürbar bessern, wenn man sie als Ergänzung zu einer medizinischen oder psychotherapeutischen Behandlung einsetzt.

Körperliche Wirkung von Weihrauchöl

▶ Adstringierend (zusammen-ziehend)

▶ Schleimlösend

▶ Auswurffördernd

▶ Schmerzstillend

▶ Entzündungshemmend

▶ Tonisierend (kräftigend)

▶ Antiseptisch (Wundinfektion verhindernd)

▶ Karminativ (blähungstreibend)

▶ Diuretisch (harntreibend)

▶ Verdauungsfördernd

Einfluss auf die Psyche

Durch den Einsatz von ätherischem Weihrauchöl, insbesondere durch die Sorten Boswellia serrata und Boswellia sacra, können Sie:

▶ Die Entspannung fördern

▶ Beschwerden lindern

▶ Heilungsprozesse unterstützen

▶ Die Haut pflegen

▶ Den Geist erfrischen

▶ Müdigkeit, Erschöpfung vertreiben

▶ Die Sinnlichkeit wecken

▶ Stress entgegenwirken

Ätherische Öle sind wirksame Heilmittel, die keine unerwünschten Nebenwirkungen haben – vorausgesetzt, man beachtet bei ihrer Anwendung einige wichtige Regeln.

Mit Weihrauchöl richtig umgehen

Nur beim verantwortungsbewussten, behutsamen Umgang mit ätherischem Weihrauchöl können sich die positiven Wirkungen optimal entfalten und Nebenwirkungen ausgeschlossen werden. Beachten Sie daher unbedingt die folgenden Regeln:

▶ Halten Sie ätherische Öle grundsätzlich von Kindern fern. Schützen Sie das wertvolle Weihrauchöl vor Sonneneinstrahlung und Wärme. Bewahren Sie es in dunklen Glasfläschchen mit Tropfeinsatz auf.

▶ Verwenden Sie Weihrauchöl immer verdünnt. Wie alle ätherischen Öle darf auch Weihrauchöl niemals pur eingesetzt werden.

▶ Halten Sie sich an die angegebenen Dosierungen. Ein häufiger Fehler besteht darin, Weihrauchöl zu hoch zu dosieren, wodurch die Wirkung schlechter wird. Viel hilft eben nicht immer viel.

▶ Bringen Sie das Öl niemals in direkten Kontakt mit den Schleimhäuten. Achten Sie insbesondere darauf, dass Weihrauchöl nicht in die Augen gerät. Sollte dies doch einmal geschehen, so spülen Sie die Augen sofort gründlich mit fließendem Wasser aus, und suchen Sie bei Reizungen einen Augenarzt auf.

▶ Im Gegensatz zu äußerlichen Anwendungen ist die Einnahme von ätherischem Weihrauchöl mit großer Vorsicht zu genießen. Beraten Sie sich entweder mit einem Heilpraktiker oder verwenden Sie kleinste Dosen, wenn Sie Weihrauchöl einnehmen möchten.

Vorsicht bei Allergien

Allergien sind auf dem Vormarsch, und ebenso wie alle anderen Substanzen kann auch ätherisches Weihrauchöl in seltenen Fällen zu allergischen Reaktionen führen. Bevor Sie daher ein Weihrauchbad genießen oder sich von Kopf bis Fuß mit einer Weihrauchsalbe eincremen, sollten Sie an einer kleinen Stelle am Unterarm testen, ob Ihre Haut womöglich allergisch auf Weihrauchöl reagiert. Geben Sie dazu 2 Tropfen Weihrauchöl auf 1 Teelöffel einer pflegenden Hautcreme, und tragen Sie die Creme auf einen kleinen Bereich an der Innenseite des Unterarms auf. Beobachten Sie über die nächsten Stunden, ob es zu Rötungen oder Reizungen kommt. Wenn dies der Fall ist, sollten Sie ätherisches Weihrauchöl nicht einsetzen.

Machen Sie den Allergietest keinesfalls mit unverdünntem Weihrauchöl. Ätherische Öle sind hoch konzentrierte Substanzen und können rasch durch die oberen Hautschichten in das tiefer liegende Gewebe gelangen. Direkte Anwendungen können daher starke Reizungen hervorrufen, ohne dass eigentlich eine Allergie vorliegt.

Die wichtigsten Anwendungen

Es gibt zahlreiche Möglichkeiten, ätherisches Weihrauchöl in der Praxis anzuwenden. Bevor die Sprache auf die einzelnen Einsatzbereiche und die entsprechenden Weihrauchrezepturen kommt, sollen die wichtigsten Anwendungsmöglichkeiten der Übersicht halber kurz vorgestellt werden.

Duftlampen

Die klassische und am weitesten verbreitete Anwendung innerhalb der Aromatherapie besteht darin, ätherische Öle in der Duftlampe zu verdampfen. Um von der Heilwirkung des Weihrauchöls zu profitieren, muss man es nämlich zunächst einmal in die Luft zaubern. Im Handel sind Duftlampen aus Keramik, Glas, Porzellan oder Alabaster erhältlich. Die meisten dieser schalenartigen Gefäße werden durch ein kleines Teelicht erhitzt.

Es gibt aber seit neuestem auch Duftlampen, die durch eine Glühbirne erwärmt werden. Sie sind besonders geeignet für Kinder- und Schlafzimmer, wo man nicht gern eine offene Flamme brennen lässt.

Anwendung: Die Menge des zu verwendenden ätherischen Weihrauchöls richtet sich natürlich nach der Größe des Raums. Im Allgemeinen genügt es, 3 bis 4 Tropfen Öl in eine mit destilliertem Wasser gefüllte Duftlampe zu geben und das Ganze mindestens 30 Minuten lang verdampfen zu lassen.

Indikation: Atemwegserkrankungen, Nervosität, Schlaflosigkeit, zur Unterstützung der Meditation, zur Reinigung der Raumluft, zur Beruhigung hyperaktiver Kinder und bei psychischen Belastungen.

Verwenden Sie destilliertes Wasser für die Duftlampe, damit sie nicht verkalkt. Das Wasser-Öl-Gemisch soll nur erwärmt werden, aber auf keinen Fall kochen. Zu große Hitze verändert die Duftqualität des ätherischen Öls.

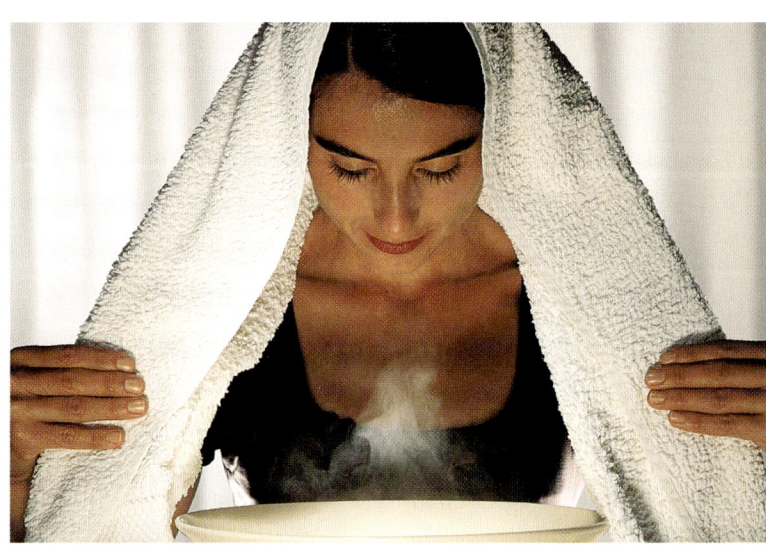

Weihrauchinhalationen helfen bei Erkrankungen der Atemwege. Gönnen Sie sich danach aber etwas Ruhe, und gehen Sie nicht gleich nach draußen: Die kalte Luft wirkt auf Ihre frisch durchwärmten Bronchien wie ein Schock.

Inhalationen

Ebenso wie beim Verdampfen des ätherischen Weihrauchöls im Raum wird das Öl auch bei der Inhalation über die Atmung aufgenommen. Allerdings wirken Inhalationen, die nur gezielt zur Behandlung von Beschwerden eingesetzt werden sollten, wesentlich intensiver.

Anwendung: Am besten inhalieren Sie 2-mal täglich jeweils 10 Minuten lang. Um eine Dampfinhalation durchzuführen, füllen Sie einen großen Topf oder eine Schüssel, die mindestens 5 Liter Wasser fasst, mit kochendem Wasser. Geben Sie dann 5 bis 8 Tropfen ätherisches Weihrauchöl in das Wasser, decken Sie den Kopf mit einem großen Handtuch ab, und inhalieren Sie die aufsteigenden Dämpfe mit geschlossenen Augen 5 bis 10 Minuten lang.

Indikation: Atemwegserkrankungen, Asthma, Bronchitis, Nebenhöhlenentzündungen, Kopfschmerzen, grippale Infekte und unreine Gesichtshaut.

Körper- und Massageöle

Das stimulierende und zugleich entzündungshemmende Weihrauchöl eignet sich zur Anreicherung von Körper- und Massageölen.

Indikation: Je nach Art der verwendeten Mischung kann das ätherische Olibanumöl dazu beitragen, die Hautdurchblutung zu fördern, Muskel- und Gelenkschmerzen zu lindern, die Entspannung einzuleiten oder die Sinnlichkeit zu wecken. Doch auch in der Schwangerschaft kann eine sanfte Weihrauchölmassage sehr gut tun und viele typische Beschwerden mildern.

Rezepte für Basisöle

Da ätherische Öle in der Regel nicht pur verwendet werden dürfen, benötigen Sie für die Herstellung eines Körperöls ein so genanntes Basisöl, eine Trägersubstanz, mit der sich das Weihrauchöl verbindet. Als Basisöle kommen viele verschiedene kaltgepresste Pflanzenöle infrage. Die besten Erfolge erzielen Sie erfahrungsgemäß mit Avocado-, Jojoba- und Mandelöl sowie mit Sheabutter.

Nach einer Inhalation sollte man noch mindestens eine Stunde lang in geheizten Räumen bleiben. Ein Aufenthalt im Freien nach der Dampfeinwirkung kann Atemwegsbeschwerden leicht verschlimmern.

Avocadoöl

Das aus der Avocadofrucht gewonnene Öl ist zwar relativ fett, es zieht aber schnell in die Haut ein. Kaltgepresstes Avocadoöl enthält viele wertvolle Vitamine, vor allem A, B, D und E. Darüber hinaus beinhaltet es Lezithin und Pantothensäure. Das meist grünliche, helle Avocadoöl wird nicht nur von empfindlicher, sondern auch von fettiger Haut bestens vertragen. Es eignet sich besonders gut für die Gesichtshaut sowie als Augenfältchenöl und vermischt sich wunderbar mit den verschiedenen Weihrauchölarten.

Jojobaöl

Die Nuss des Sheabaums besteht zu fast 50 Prozent aus einem besonders hautfreundlichen Fett, das in vielen Kosmetikprodukten verwendet wird. Es hat einen hohen Gehalt an Allantoin, Vitamin E und Karotinen.

Das Jojobaöl wurde bereits von den Indianern genutzt. Es wird aus den Samen der Wüstenpflanze Simmondsia chinensis gewonnen, einer Pflanze, die selbst bei Temperaturen bis zu 60 °C noch gedeihen kann. Beim Jojobaöl handelt es sich chemisch gesehen um ein flüssiges Wachs. Daher wird es bei kühler Aufbewahrung schnell fest. Jojobaöl hat den Vorteil, dass es nicht oxidieren kann, also nicht ranzig wird. Das entzündungshemmende Öl enthält zahlreiche Hautschutzvitamine. Es lässt sich problemlos auftragen und pflegt sämtliche Hauttypen in idealer Weise.

Mandelöl

Das Mandelöl wird aus den Früchten der süßen Mandeln gewonnen und eignet sich besonders gut für Massagen. Bereits im Altertum galt es als klassisches Heil- und Kosmetiköl. Das klare, kaltgepresste Mandelöl ist sehr gut verträglich, es wird auch von sensibler Haut bestens vertragen und eignet sich deshalb auch für die Massage von Kindern und Kleinkindern.

Sheabutter

Die Sheabutter wird aus den Samenfrüchten des afrikanischen Sheabaums hergestellt. Das auch als Galambutter bezeichnete Fett schützt die Haut vor dem Austrocknen, wirkt der Hautalterung entgegen und ist leicht zu verreiben. Besonders geeignet ist es für die reifere Haut mit ersten Trockenheitsfältchen.

Nach Lust und Laune mischen

Um ein durchblutungsförderndes, entzündungshemmendes und hautpflegendes Weihrauchmassageöl herzustellen, brauchen Sie zunächst einmal ein hochwertiges Basisöl. Abgesehen von der Sheabutter, die sanft auf die Haut aufgetragen und ein wenig verrieben werden sollte, können Sie alle oben genannten Ölsorten benutzen, um ein Öl für die Körpermassage zu mischen. Wenn keine besonderen Beschwerden vorliegen, ist es reine Geschmackssache, ob Sie als Basisöl Jojoba, Mandel oder Avocado verwenden. Auch mit Haselnuss-, Kokos- und Aloeöl lassen sich hervorragende Massagemischungen herstellen.

Tipps für das Mischen eines Weihrauchmassageöls

▶ Als Basisöl sollten Sie ausschließlich hochwertige Öle wählen, die kaltgepresst, unraffiniert und frei von künstlichen Duft- und Konservierungsstoffen sind. Wenn Sie Ihr Weihrauchmassageöl luftdicht, kühl und lichtgeschützt aufbewahren, hält es sich je nach Art des verwendeten Basisöls drei bis zwölf Monate lang. Um Ihr Öl besonders haltbar zu machen, können Sie ihm 10 bis 20 Prozent Weizenkeimöl beimengen, da dieses Öl ein natürliches Konservierungsmittel darstellt.
▶ Auch wenn Öle bei vernünftiger Aufbewahrung relativ lange halten, ist es günstig, keine großen Mengen einzukaufen. Wenn Sie Fläschchen zu 50 oder 100 Milliliter wählen, können Sie öfter mit verschiedenen Mischungen experimentieren, bis Sie schließlich Ihre optimale Rezeptur gefunden haben.
▶ Beachten Sie bei der Dosierung, dass es vollkommen genügt, einer 50-Milliliter-Flasche eines Basisöls etwa 10 bis 15 Tropfen ätherisches Weihrauchöl beizumischen.
Indikation: Setzen Sie Weihrauchölmassagen vor allem bei Muskelschmerzen, rheumatischen Beschwerden, Verspannungen, Hauttrockenheit, Bindegewebsschwäche, in der Schwangerschaft oder zur Entspannung bei psychischer Belastung und Stress ein. Auch für sinnlich-erotische Massagen in der Partnerschaft eignen sich ätherische Weihrauchöle sehr gut.

Ranzig gewordene Pflanzenöle riechen nicht nur unangenehm, sondern schädigen auch die Haut. Bereiten Sie deshalb nur kleine Mengen einer Massagemischung zu, oder wählen Sie als Basis das nahezu unverderbliche Jojobaöl.

Bäder

Eine weitere Möglichkeit zur äußerlichen Anwendung von ätherischem Weihrauchöl besteht darin, dieses Öl als Badezusatz zu verwenden. Da sich ätherisches Öl nicht gut mit Wasser mischt, benötigen Sie weitere Zusätze, die die Verbindung von Öl und Wasser herstellen, so genannte Emulgatoren.

Sowohl bei Vollbädern als auch bei Fußbädern liegt die ideale Badezeit bei 15 Minuten. Während Fußbäder möglichst heiß sein sollten, sollte die Wassertemperatur bei Vollbädern nicht mehr als etwa 37 °C betragen. Sonst wird der Kreislauf zu sehr belastet.

Anwendung: Für ein Vollbad vermischen Sie 12 Tropfen ätherisches Weihrauchöl mit 3 Esslöffeln kaltgeschleudertem, dünnflüssigem Honig. Statt des Honigs können Sie auch 4 Esslöffel flüssige süße Sahne verwenden. Da sich ätherisches Öl schnell verflüchtigt, sollten Sie das Ganze erst ins Badewasser geben, wenn die Wanne bereits gefüllt ist.

Indikation: Weihrauchölbäder sind nicht nur wohltuend und entspannend. Sie helfen auch bei grippalen Infekten, Erkältungen, Hautproblemen, Schuppenflechte sowie bei Muskel- und Gelenkschmerzen.

> Die besten natürlichen Emulgatoren für Badezusätze sind Sahne und Honig, da diese Substanzen zugleich sehr hautpflegend wirken. Falls Sie Schaumbäder lieben, geben Sie noch 1 Teelöffel mildes Shampoo ins Badewasser.

Umschläge

Zur gezielten Behandlung von Schmerzen und Entzündungen können Sie sich Umschläge bzw. Kompressen mit Weihrauchöl anfertigen. Auch hierzu brauchen Sie einen Emulgator.

Anwendung: Alles was Sie dazu benötigen, ist ein kleines Frottee- oder Leinenhandtuch und eine Schüssel mit 3 Liter möglichst heißem Wasser. Vermischen Sie 10 Tropfen ätherisches Weihrauchöl mit 1 Esslöffel flüssiger süßer Sahne, und geben Sie das Gemisch in das heiße Wasser. Tauchen Sie das Handtuch dann kurz in die Flüssigkeit ein, wringen Sie es ein wenig aus, und legen Sie es auf oder um die schmerzende Stelle. Damit sich die Wärme länger hält, können Sie über den feuchten Umschlag ein trockenes Handtuch und darüber dann noch eine Decke legen. Lassen Sie den Umschlag nur so lange wirken, bis er auf Körpertemperatur abgekühlt ist.

In einigen Fällen sind kalte Kompressen günstiger als heiße. Anstatt heißes Wasser zu verwenden, benötigen Sie dazu dann möglichst kaltes. Verzichten Sie bei der Anwendung kalter Kompressen außerdem auf das zusätzliche Abdecken.

Indikation:

▶ Heiße Umschläge helfen bei Magen- und Darmkoliken, Blähungen, Bauchkrämpfe und Menstruationsbeschwerden.

▶ Kalte Umschläge eignen sich bei Fieber, Schwellungen der Gelenke, Kopfschmerzen und Hitzewallungen.

Innerliche Anwendung

Obwohl es manchmal angezeigt ist, ätherisches Weihrauchöl einzunehmen, sollten Sie prinzipiell vorsichtig mit der innerlichen Anwendung ätherischer Öle sein. Um sicherzugehen, dass Sie sich durch die Einnahme des Öls keinen Schaden zufügen, sollten Sie daher grundsätzlich einen Heilpraktiker oder ausgebildeten Aromatherapeuten aufsuchen und sich beraten lassen. In der Schwangerschaft sowie bei Erkrankungen von Gallenblase, Leber, Magen oder Nieren sollte ätherisches Weihrauchöl auf keinen Fall eingenommen werden. Auf der anderen Seite brauchen Sie jedoch auch nicht überängstlich zu sein. Eine kurzfristige niedrig dosierte Einnahme des Öls hat erfahrungsgemäß durchaus positive Wirkungen und kann gerade dann, wenn Ihnen ein erfahrener Heilpraktiker zur Seite steht, nicht schaden.

Anwendung: Im Normalfall wird Ihnen Ihr Heilpraktiker die 1- bis 2-malige tägliche Einnahme von 1 bis 2 Tropfen ätherischem Weih-

> Ätherisches Weihrauchöl kann Schleimhautreizungen und sogar organische Störungen hervorrufen, wenn man es in zu hohen Dosen oder zu häufig einnimmt.

Wie man Weihrauchöl anwendet

Ätherisches Weihrauchöl eignet sich vor allem

▶ Für die Duftlampe

▶ Für Dampfinhalationen

▶ Zur Herstellung von Massageöl

▶ Als Zusatz für heilende und pflegende Bäder

▶ Für lindernde Umschläge

▶ Für das Mischen von hautpflegenden Cremes und heilenden Salben

rauchöl empfehlen. Allerdings muß das Öl vor der Einnahme immer erst verdünnt werden, indem Sie es mit 1 Teelöffel flüssigem Honig vermischen und es in einem Glas heißem Wasser, Tee oder Milch auflösen. In der Regel sollten ätherische Öle nie länger als 2 bis 3 Wochen eingenommen werden.

Indikation: Verdauungsstörungen, Aufstoßen, zur Stärkung des körpereigenen Immunsystems und vorbeugend in Grippezeiten.

Die meisten Weihrauchöle, die hierzulande im Handel erhältlich sind, stammen aus Indien (Boswellia serrata) und Äthiopien (Boswellia sacra).

Zusatz von weiteren ätherischen Ölen

Je nachdem, ob Sie eher die heilenden, beruhigenden oder pflegenden Wirkungen des Weihrauchöls verstärken wollen, können Sie das Öl mit anderen ätherischen Ölen wie beispielsweise Lavendel, Zitrone, Rose, Teebaumöl oder Wacholder vermischen. Obwohl die meisten ätherischen Öle aus Blüten, Blättern und Rinden gewonnen werden, gibt es neben Weihrauch noch einige andere wichtige Öle, die ebenfalls aus Harzen extrahiert werden. Diese Öle sind insofern interessant, als sie besonders gut mit Weihrauchöl kombiniert werden können und dessen positive Wirkungen in vielen der weiter unten aufgeführten Rezepte erheblich verstärken. Sämtliche aufgeführten Harzöle können ebenso wie die anderen, im unten stehenden Rezeptteil genannten ätherischen Öle über den Versand oder in Geschäften, die natürliche Aromaöle führen, bezogen werden.

Dem Weihrauch verwandte Harzöle

Name	Botanischer Name	Herkunft	Gewinnung
Benzoe-siam-Öl	Styrax tonkinensis	Thailand	Äthanolauszug
Elemiöl	Canarium luzonicum	Philippinen	Wasserdampfdestillation
Galbanumöl	Ferula gummosa	Iran	Wasserdampfdestillation
Myrrheöl	Commiphora molmol	Somalia	Wasserdampfdestillation
Kampferöl	Cinnamomum camphora	China	Wasserdampfdestillation

Beschwerden von A bis Z

Nachdem die wichtigsten Anwendungen vorgestellt sind, widmet sich das folgende Kapitel der Behandlung einiger verbreiteter Alltagsbeschwerden. Sollten Sie sich einmal unsicher sein, wie beispielsweise ein ätherisches Weihrauchbad oder ein Umschlag mit Weihrauchöl anzufertigen ist, können Sie einfach im Kapitel »Die wichtigsten Anwendungen« (siehe Seite 57ff.) nachschlagen.

Asthma bronchiale

Asthma bronchiale tritt oft in Zusammenhang mit allergischen Reaktionen auf. Besonders bei Kindern und Jugendlichen kommt es dabei zu krampfartigen Anfällen, mit denen Atemnot und Kurzatmigkeit einhergehen. Neben allergischen stehen auch genetische Faktoren, ein geschwächtes Immunsystem und psychische Belastungen im Verdacht, Asthma auszulösen. Da ätherisches Weihrauchöl sowohl auf körperlicher als auch auf seelischer Ebene heilsam wirkt, können die folgenden Rezepte in vielen Fällen dazu beitragen, die Beschwerden zu lindern.

Duftlampe: Träufeln Sie 3 Tropfen ätherisches Weihrauchöl und 2 Tropfen Eukalyptus in die Duftlampe.

Inhalation: Geben Sie 4 Tropfen ätherisches Weihrauchöl, 2 Tropfen Myrrhe- und 2 Tropfen Thymianöl auf eine große Schüssel mit heißem Wasser. Inhalieren Sie die Dämpfe 2-mal täglich je 10 Minuten lang.

Massage: Vermischen Sie 1 Esslöffel Mandelöl mit 4 Tropfen ätherischem Weihrauchöl und 2 Tropfen Lavendel. Massieren Sie damit 2-mal täglich den Brustbereich, am besten morgens und abends vor dem Schlafengehen.

Erkältungskrankheiten

Im Gegensatz zur echten Grippe sind Erkältungskrankheiten und grippale Infekte zwar lästig, im Grunde jedoch recht ungefährlich. Der so genannte Schnupfen, bei dem die Nasenschleimhaut vermehrt Sekret produziert und die Nase läuft, wird hauptsächlich durch Viren aus-

Oft lösen ein Wetterumschwung oder neblige und feuchte Witterung einen Asthmaanfall aus. Andererseits bringt ein Urlaub am Meer oder im Hochgebirge vielen Asthmatikern eine Besserung ihrer Krankheit.

gelöst. Die folgenden Weihrauchrezepte sind durch ihre entzündungshemmende, schleimlösende und abwehrstärkende Wirkung für die Behandlung einer Erkältung besonders gut geeignet.

Duftlampe: Aromatisieren Sie bei Erkältungen die Raumluft, indem Sie 4 Tropfen ätherisches Weihrauchöl und 2 Tropfen Eukalyptus in die Duftlampe träufeln.

Inhalation: Bei laufender Nase und Nebenhöhlenentzündung sollten Sie 2- bis 3-mal täglich ein Gesichtsdampfbad mit 4 Tropfen ätherischem Weihrauchöl und 3 Tropfen Latschenkiefernöl durchführen.

Vollbad: Für ein wärmendes Vollbad benötigen Sie 8 Tropfen Weihrauchöl, 2 Tropfen Kampfer und 2 Tropfen Lavendel. Lösen Sie die ätherischen Öle in einer kleinen Tasse süßer Sahne auf, bevor Sie sie ins Badewasser geben.

Fußbad: Träufeln Sie in das möglichst heiße Badewasser 6 Tropfen Weihrauchöl und 4 Tropfen Wacholder.

Ein Schnupfen dauert je nach Behandlung sieben Tage oder eine Woche – diese Regel gilt immer noch. Verschiedene Anwendungen mit Weihrauch können diese Frist aber erträglicher machen, indem sie die lästigen Symptome lindern.

Fieber

Fieber sollte nicht immer gleich mit Medikamenten bekämpft werden. Die Erhöhung der Körpertemperatur ist eine Abwehrreaktion gegen Erreger in unserem Organismus. Der natürliche Regulationsmechanismus sorgt dafür, dass Gifte schnell ausgeschieden werden können, die Überlebenschance von Bakterien und Viren stark eingeschränkt und das Abwehrsystem unseres Körpers aktiviert wird. Bei länger andauerndem oder hohem Fieber, bei dem immer ein Arzt hinzugezogen werden sollte, kann es nötig sein, das Fieber zu senken. In der Naturheilkunde werden dazu kalte Wadenwickel empfohlen, die durch den Zusatz von Weihrauchöl noch wirkungsvoller sind.

Duftlampe: Um die Selbstheilungskräfte des Körpers zu aktivieren, ist es sinnvoll, bei Fieber 4 Tropfen ätherisches Weihrauchöl und 2 Tropfen Orangenöl in die Duftlampe zu träufeln und die Lampe im Krankenzimmer aufzustellen.

Wadenwickel: Sie benötigen eine Schüssel mit etwa 2 Liter möglichst kaltem Wasser. Geben Sie 6 Tropfen ätherisches Weihrauchöl und 4 Tropfen Kampferöl in das Wasser. Tauchen Sie dann zwei Frottiertücher in die Mischung, und wickeln Sie die Tücher um Ihre Waden. Um die feuchten Tücher wickeln Sie noch einmal trockene. Die Dauer des Wadenwickels sollte 15 Minuten betragen. Eventuell mehrmals wiederholen, um das Fieber zu senken.

Grippe

Im Gegensatz zur relativ harmlosen Erkältung ist die echte Grippe (Influenza) eine ernst zu nehmende Erkrankung, die durch Viren übertragen wird. Neben Kopf- und Gliederschmerzen sowie Abgeschlagenheit bringt sie häufig auch Fieber, Kreislaufschwäche, Benommenheit, Durchfall oder Erbrechen mit sich. Um Komplikationen auszuschließen, sollte ein Grippekranker immer einen Arzt aufsuchen. Gemeinsam mit strenger Bettruhe können die folgenden Weihrauchrezepte dazu beitragen, die Heilung zu fördern.

Duftlampe: Geben Sie 3 Tropfen ätherisches Weihrauchöl, 2 Tropfen Elemiöl und 1 Tropfen Teebaumöl in eine Duftlampe, und lassen Sie die Mischung im Krankenzimmer verdampfen.

Inhalation: Inhalieren Sie bei Grippe 1- bis 2-mal täglich. Geben Sie dazu 5 Tropfen ätherisches Weihrauchöl und 3 Tropfen Pfefferminzöl in heißes Wasser. Atmen Sie die Dämpfe mit geschlossenen Augen etwa 10 Minuten lang ein.

Fußbad: Um Grippebeschwerden zu lindern und die Abwehrkräfte zu aktivieren, sollten Sie täglich mindestens 1-mal ein heißes Fußbad nehmen. Träufeln Sie 5 Tropfen ätherisches Weihrauchöl und 3 Tropfen Thymianöl in das Bad. Trocknen Sie die Füße anschließend gründlich ab, und halten Sie sie warm, indem Sie warme Socken anziehen.

Halsschmerzen

Ganz gleich, ob Halsschmerzen infolge einer Mandel- oder Halsentzündung, durch eine Erkältung oder aufgrund von Reizungen durch Nikotingenuss oder langes Sprechen auftreten – als lindernde und entzündungshemmende Maßnahme lohnt es sich auf jeden Fall, einmal die folgende Weihrauchmischung zu probieren.

Alle drei bis fünf Jahre treten plötzlich gehäuft Grippeerkrankungen auf. Die auslösenden Viren haben die Tendenz, sich immer wieder zu verändern, so dass sich keine anhaltende Immunität gegen die Erreger aufbauen kann.

Gurgeln: Gurgeln Sie bei Halsschmerzen mehrmals täglich mit Weihrauchöl. Geben Sie dazu einfach 5 Tropfen ätherisches Weihrauchöl in ein mittelgroßes Glas mit lauwarmem Wasser.

Hautkrankheiten, Ekzeme und Juckreiz

Aufgrund seiner entzündungshemmenden, desinfizierenden und hautpflegenden Wirkungen kann ätherisches Weihrauchöl eingesetzt werden, um Hauterkrankungen zu behandeln. Neben Allergien können auch übertriebene Sonnenbäder, erbliche Vorbelastung und psychische Faktoren dazu führen, dass es zu Hautirritationen und Ekzemen, Schwellungen, Juckreiz und Rötungen kommt.

Hautcreme: Pflegen Sie die betroffenen Bereiche regelmäßig mit einer hautschonenden Creme oder Salbe. Geben Sie auf 1 Esslöffel Creme 4 Tropfen ätherisches Weihrauchöl und 1 Tropfen Teebaumöl.

Vollbad: Gönnen Sie sich 2- bis 3-mal in der Woche ein Vollbad. Reichern Sie das Bad mit einem Zusatz an, den Sie aus 8 Tropfen ätherischem Weihrauchöl, 2 Tropfen Galbanum-, 4 Tropfen Jasminöl und 3 Esslöffeln Honig mischen. Baden Sie etwa 15 Minuten lang, und cremen Sie Ihre Haut nach dem Baden gründlich ein. Dazu können Sie eine Weihrauchsalbe aus der Apotheke verwenden oder eine Körperlotion mit ätherischem Weihrauchöl vermischen. Geben Sie dazu 3 Tropfen Öl auf 1 Esslöffel Lotion.

Kalter Umschlag: Um den Juckreiz zu lindern, sollten Sie einen kalten Umschlag auflegen. Tauchen Sie dazu ein Leinentuch in eine Schüssel mit etwa 3 Liter kaltem Wasser, in das Sie 1 Esslöffel süße Sahne, 7 Tropfen ätherisches Weihrauchöl, je 2 Tropfen Zitronen- und Wacholderöl einrühren. Mindestens 15 Minuten einwirken lassen.

Husten und Bronchitis

Husten und Bronchitis gehören neben Schnupfen zu den häufigsten Erkrankungen der Atemwege. Die Ursachen für diese Beschwerden sind mannigfaltig. Neben Viren und Bakterien, Nikotingenuss und unreiner Luft kommen beispielsweise auch allergische Reaktionen

---

Die Haut als Schutzbarriere des Körpers ist nicht nur in besonders hohem Maß schädlichen Außeneinflüssen ausgesetzt, sondern zeigt auch oft innere Störungen des Organismus an. Die Diagnose von Hauterkrankungen ist deshalb oft schwierig und gehört in die Hand eines Facharztes.

infrage. Die entzündungshemmenden und schleimlösenden Eigenschaften des Weihrauchöls können bei der Behandlung des Hustenreizes oft Wunder wirken und schnell die Symptome lindern.

Duftlampe: Träufeln Sie 3 Tropfen ätherisches Weihrauchöl und 2 Tropfen Zitronenöl in die Duftlampe.

Inhalation: Träufeln Sie 4 Tropfen ätherisches Weihrauchöl, 1 Tropfen Myrrhe- und 3 Tropfen Eukalyptusöl in eine große, mit kochendem Wasser gefüllte Schüssel. Wiederholen Sie die Anwendung 2-mal täglich, wobei Sie jeweils etwa 10 Minuten lang inhalieren sollten.

Massage: Bereiten Sie ein Massageöl aus 1 Esslöffel Mandelöl, 4 Tropfen ätherischem Weihrauchöl, je 2 Tropfen Thymianöl und Kampfer zu. Massieren Sie damit in sanft kreisenden Bewegungen mindestens 2-mal täglich Brust und Rücken.

Insektenstiche

Auch Juckreiz, Schwellungen und Rötungen, die durch Insektenstiche verursacht wurden, kann man mit ätherischem Weihrauchöl wirkungsvoll behandeln.

Direkte Anwendung: Feuchten Sie ein Wattebäuschchen mit etwas kaltem Wasser an. Träufeln Sie dann 3 Tropfen ätherisches Weihrauchöl und 1 Tropfen Teebaumöl auf die Watte, und betupfen Sie die gereizte Hautstelle vorsichtig damit. Die Anwendung gegebenenfalls im Abstand von 15 Minuten wiederholen, und zwar so lange, bis die Reizungen nachlassen.

Kopfschmerzen

Kopfschmerzen können die unterschiedlichsten Ursachen haben. Infektionskrankheiten, muskuläre Verspannungen, Hals-Nasen-Ohren-Krankheiten, überanstrengte Augen, vor allem aber auch Wettereinflüsse, Stress und psychische Belastungen kommen u. a. infrage. Bei häufig wiederkehrenden Kopfschmerzen sollte ein Arzt die Ursachen abklären. In vielen Fällen können die folgenden Weihrauchrezepte dazu beitragen, Spannungen zu lösen und Schmerzen zu lindern.

Besonders Kinder haben im Sommer oft stark unter Insektenstichen zu leiden. Das Betupfen mit Weihrauchöl kann verhindern, dass sich die Einstichstellen durch Aufkratzen infizieren.

Duftlampe: Geben Sie 5 Tropfen Weihrauchöl und 2 Tropfen Kampfer in Ihre Duftlampe, und verdampfen Sie die ätherischen Öle in Ihren Wohn- und Arbeitsräumen.

Inhalation: Träufeln Sie 5 Tropfen ätherisches Weihrauchöl, je 2 Tropfen Thymian- und Pfefferminzöl in eine mit möglichst heißem Wasser gefüllte Schüssel. Inhalieren Sie die Dämpfe mit geschlossenen Augen etwa 10 Minuten lang. Bei Bedarf können Sie diese Anwendung mehrmals täglich wiederholen.

Massage: Vermischen Sie 1 Esslöffel Avocadoöl mit 5 Tropfen Weihrauchöl und 2 Tropfen Galbanum. Massieren Sie damit kräftig den Nacken- und Stirnbereich. Achten Sie jedoch darauf, dass das Öl nicht in die Augen gelangt.

Kalter Umschlag: Auch kalte Umschläge mit Weihrauchöl können Kopfschmerzen in vielen Fällen schnell zum Verschwinden bringen. Geben Sie dazu einfach 5 Tropfen Weihrauch- und 3 Tropfen Rosenöl in eine Schüssel mit möglichst kaltem Wasser. Tauchen Sie dann einen Waschlappen in die Flüssigkeit ein, wringen Sie ihn kräftig aus, und legen Sie ihn auf Ihre Stirn, wo Sie ihn mindestens 10 Minuten einwirken lassen sollten. Am besten legen Sie sich dabei auf Ihr Bett oder aufs Sofa. Oft hilft es, einen zweiten Waschlappen, der ebenfalls in die Flüssigkeit eingetaucht wurde, in den Nacken zu legen.

Bei Kopfschmerzen ist es besonders wichtig, die ätherischen Öle sparsam einzusetzen. Die wohltuende Wirkung von Weihrauch und anderen ätherischen Ölen kann leicht in ihr Gegenteil umschlagen, wenn der Duft als aufdringlich und penetrant empfunden wird.

Menstruationsbeschwerden

Seine schmerzlindernden, entkrampfenden und entspannenden Wirkungen machen Weihrauch zu einem guten Mittel gegen Menstruationsbeschwerden, die nicht nur organische, sondern oft auch seelische Ursachen haben. Seine Anwendung kann die üblichen Behandlungsmethoden wirksam unterstützen. Die folgenden Rezepte eignen sich vor allem für die Linderung von Krämpfen, Schmerzen und von zu starken Blutungen, helfen aber auch bei Kreislaufproblemen, Schwindel und Erschöpfungszuständen.

Duftlampe: Zur Harmonisierung Ihrer Psyche sollten Sie ab und an etwas Weihrauchöl in der Duftlampe verdampfen. Dazu genügt es, 3 bis 4 Tropfen in die mit Wasser gefüllte Lampe zu träufeln.

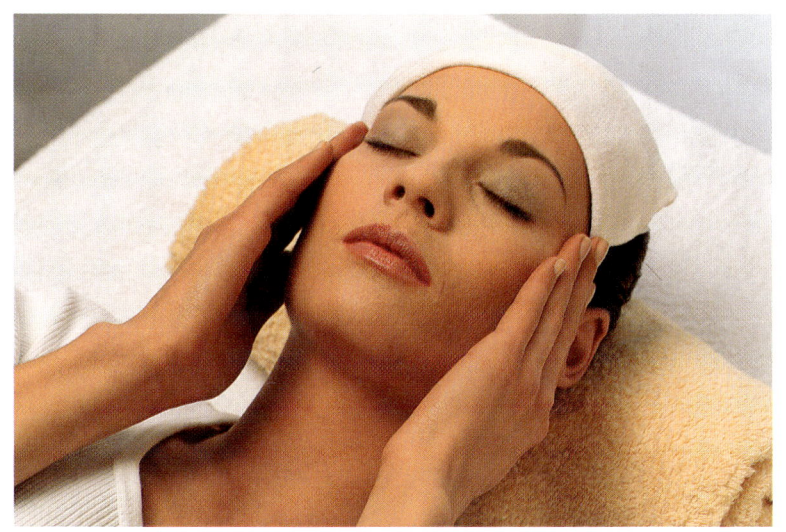

Kalte Umschläge mit Weihrauchöl sind ein bewährtes Hausmittel gegen Kopfschmerzen. Sie wirken direkt auf die feinen Kapillargefäße und sorgen so für eine bessere Durchblutung.

Massageöl: Für die Herstellung eines lindernden Massageöls benötigen Sie 50 Milliliter Jojobaöl, 6 Tropfen Weihrauchöl, je 4 Tropfen Benzoe-siam-Öl, Melisse und Römische Kamille.

Vermischen Sie alle Zutaten gründlich, und massieren Sie den Unterleib mehrmals täglich sanft mit dieser Mischung. Führen Sie dabei mit den Handflächen langsame und kreisförmige Bewegungen um den Bauchnabel aus.

Lendenwickel: Träufeln Sie 10 Tropfen ätherisches Weihrauchöl sowie je 3 Tropfen Galbanum- und Fenchelöl in 3 Liter heißes Wasser. Für die Leibauflage benötigen Sie ein langes, schmales Leinentuch. Tauchen Sie das Tuch in die Flüssigkeit ein, wringen Sie es ein wenig aus, und legen Sie es einige Male zusammen. Umwickeln Sie Ihren Unterkörper mit dem feuchten Tuch. Das Tuch sollte fest anliegen, darf die Atmung jedoch nicht behindern. Um das feuchte Tuch wickeln Sie ein trockenes Frotteebadetuch. Legen Sie sich dann auf Ihr Bett, das Sie zuvor mit Decken oder Badehandtüchern vor dem Nasswerden schützen sollten. Nach Wunsch können Sie sich zusätzlich noch eine Wärmflasche auf den Unterleib legen. Decken Sie sich gut zu, und lassen Sie den Wickel etwa 30 Minuten einwirken, maximal aber so lange, bis er auf Körpertemperatur abgekühlt ist.

Viele Frauen verspüren in den Tagen vor der Menstruation Beschwerden. Auch gegen das so genannte prämenstruelle Syndrom (PMS) helfen Weihrauchanwendungen, die innere Unruhe oder Reizbarkeit ausgleichen.

71

Fußbad: Um die Beschwerden zu lindern, sollten Sie ein heißes Fußbad nehmen, da der Unterleib über die Fußreflexzonen indirekt behandelt werden kann. Geben Sie dazu je 5 Tropfen Weihrauch- und Rosmarinöl in die Wanne.

Psoriasis (Schuppenflechte)

Obwohl die Ursachen der Schuppenflechte bis heute nicht eindeutig geklärt sind, scheint eine natürliche, ganzheitliche Behandlung mit Sonnen- und Luftbädern, Bädern mit Salz aus dem Toten Meer, einer vollwertigen, vitaminreichen Ernährung und Entspannungsübungen die Heilung in hohem Maß zu fördern. Zur Ergänzung einer solchen Behandlung von Körper und Seele lassen sich auch juckreizstillende, entzündungshemmende und hautpflegende sowie psychisch entspannende Weihrauchmischungen einsetzen.

Massageöl: Bei der Behandlung der Psoriasis sollten Sie als Basisöl unbedingt das entzündungshemmende Jojobaöl wählen. Vermischen Sie 50 Milliliter hochwertiges Jojobaöl mit 8 Tropfen Weihrauchöl, je 4 Tropfen Kampfer und Bergamotte. Tragen Sie das Öl mehrmals täglich auf die betroffenen Hautstellen auf.

Salbe: Bei Schuppenflechte braucht die Haut besonders viel Pflege. Falls Ihnen Salben angenehmer sind als Öle, können Sie natürlich auch eine Weihrauchsalbe herstellen. Geben Sie dazu einfach 4 Tropfen Weihrauchöl und 2 Tropfen Kampfer auf gut 1 Esslöffel einer hautfreundlichen Salbe (aus der Apotheke). Achten Sie jedoch darauf, als Grundlage eine Salbe zu verwenden, die frei von chemischen Konservierungsmitteln, Duftstoffen oder anderen künstlichen Zusätzen ist. Cremen Sie Ihre Haut besonders nach jedem Duschen oder Baden mit Weihrauchsalbe ein.

Vollbad: Für ein hautpflegendes Vollbad benötigen Sie 8 Tropfen Weihrauchöl, 4 Tropfen Kamille und 4 Tropfen Bergamotte. Vermischen Sie die ätherischen Öle mit 250 Milliliter frischer süßer Sahne, geben Sie 1 Esslöffel dünnflüssigen Honig hinzu, und gießen Sie das Gemisch anschließend ins warme, jedoch nicht zu heiße Badewasser. Die Dauer des Bades sollte nicht länger als 15 Minuten betragen.

Weihrauchsalbe wird inzwischen auch als Fertigprodukt angeboten. Sie ist auf Bestellung in vielen Apotheken erhältlich.

Sonnenbrand

Sollten Sie einmal zu viel Sonne abbekommen haben, können Sie Ihre After-Sun-Lotion mit einigen Tropfen Weihrauchöl anreichern. Sie können aber auch eine eigene Mischung zubereiten, die die Regeneration der Haut fördert und Schmerzen lindert.

After-Sun-Öl: Benützen Sie als Basisöl Aloe-vera-Öl, denn dieses aus einer Wüstenpflanze gewonnene Öl speichert die Feuchtigkeit besonders gut. Mischen Sie 50 Milliliter Aloeöl (aus der Apotheke oder dem Reformhaus) mit 10 Tropfen ätherischem Weihrauchöl, je 5 Tropfen Lavendel und Kamille. Tragen Sie die Mischung, die Sie vor jeder Anwendung gut schütteln sollten, bei Bedarf mehrmals täglich auf.

Kalter Umschlag: Um die ersten Beschwerden zu lindern, sollten Sie einen kalten Weihrauchumschlag auflegen. Füllen Sie eine Schüssel mit etwa 3 Liter möglichst kaltem Wasser, und rühren Sie 2 Esslöffel süße Sahne, 8 Tropfen Weihrauchöl sowie je 2 Tropfen Galbanum- und Teebaumöl ein. Tauchen Sie ein dünnes Leinentuch in die Flüssigkeit, und legen Sie den kalten Umschlag für 15 Minuten auf die betroffene Hautstelle auf. Bei Bedarf wiederholen.

Verdauungsprobleme und Krämpfe

Wegen unserer allzu zivilisierten Lebens- und Ernährungsweise kommen Verdauungsstörungen relativ häufig vor. Bei Beschwerden wie Blähungen, Aufstoßen, Verstopfung oder Magendrücken können Sie ätherisches Weihrauchöl ebenso einsetzen wie bei Darm- oder Mageninfektionen, die oft durch Fehlernährung, Allergien und unterschiedliche Mikroorganismen verursacht werden. Meistens sind Magen- und Darmkatarrhe von schmerzhaften Krampfzuständen und Durchfällen begleitet. Neben ausreichender Flüssigkeitszufuhr und Bettruhe können die folgenden Anwendungen dazu beitragen, Körper und Seele zu harmonisieren und die Heilung zu fördern.

Bauchmassage: Bei Krämpfen im Bereich des Unterleibs können Sie ein Heilöl aus 3 Esslöffeln Jojobaöl, 6 Tropfen ätherischem Weihrauchöl, 2 Tropfen Majoran und 2 Tropfen Kampfer herstellen. Massie-

Während ernste Erkrankungen wie Blinddarmentzündungen, Magengeschwüre oder Salmonelleninfektionen so schnell wie möglich in die Hände eines erfahrenen Arztes gehören, können Sie bei den meisten alltäglichen Verdauungsproblemen selbst einiges tun, um Ihren Körper wieder zu harmonisieren.

ren Sie Ihren Bauch mit kreisenden, sanften Bewegungen. Führen Sie diese Bewegungen so lange durch, bis das wärmende Öl ganz in die Haut eingezogen ist. Sie sollten diese Anwendung bei anhaltenden Beschwerden 2- bis 3-mal täglich wiederholen.

Heißer Umschlag: Für einen lindernden, krampflösenden Umschlag tauchen Sie ein Leinentuch in eine Schüssel mit etwa 3 Liter heißem Wasser, in das Sie 8 Tropfen Weihrauchöl und 4 Tropfen ätherisches Kamillenöl (Römische Kamille) gegeben haben. Wickeln Sie sich das ausgewrungene Tuch um den Unterleib, legen Sie ein trockenes Tuch darüber, und decken Sie sich mit einer Wolldecke zu. Lassen Sie den heißen Umschlag etwa 15 Minuten lang einwirken. Anschließend noch etwas ruhen.

Einnahme: Bei akuten Verdauungsstörungen können Sie ätherisches Weihrauchöl ausnahmsweise auch einnehmen. Beachten Sie allerdings die Dosierung! Nehmen Sie 1- bis 2-mal täglich jeweils 1 bis 2 Tropfen Weihrauchöl ein. Vermischen Sie das Öl mit 1 Teelöffel Honig, und lösen Sie das Ganze in einem mittelgroßen Glas heißem Kräutertee oder Wasser auf. In kleinen Schlucken trinken.

Sie können Weihrauchöl natürlich auch mit einer guten Wundsalbe wie z.B. Zinksalbe vermischen und dadurch die Heilwirkungen fördern. Dabei genügt es, je 5 Tropfen Weihrauch- und Teebaumöl mit 1 Teelöffel Salbe zu vermischen.

Wunden und Abschürfungen

Hauptsächlich kleinere Wunden, Kratzer, Schnittwunden und Hautabschürfungen können gut mit Weihrauchöl behandelt werden. Durch die reinigenden und desinfizierenden Wirkungen des ätherischen Öls kann einer Infektion vorgebeugt werden. Die Verletzungen klingen schneller ab, und die Bildung unschöner Narben kann weitgehend vermieden werden.

Heilöl: Für die Nachbehandlung von Verbrennungen und Hautverletzungen geben Sie je 5 Tropfen ätherisches Weihrauch- und Teebaumöl auf 1 Teelöffel Mandelöl. Schon die alten Römer haben Mandelöl für die Behandlung von Verletzungen eingesetzt. Durch die Mischung mit ätherischem Weihrauchöl verstärken sich die pflegenden, keimtötenden und heilenden Wirkungen der beiden Öle. Tragen Sie das Ölgemisch dünn auf die betroffenen Hautstellen auf, und wiederholen Sie dies mehrmals täglich.

Pflaster: Ein Heftpflaster bringt die Blutung kleinerer Wunden zum Stillstand und schützt die Verletzung vor Schmutz. Um die Heilung zu fördern, sollten Sie 2 Tropfen Weihrauchöl auf den Mullteil des Pflasters träufeln, bevor Sie es aufkleben.

Zahnfleischentzündungen und Mundgeruch

Ätherisches Weihrauchöl kann auch im Bereich der Zahn- und Zahnfleischpflege eingesetzt werden. Falls Sie unter Zahnfleischentzündungen und Parodontose leiden, können Sie das Öl ebenso gut einsetzen, wie wenn es darum geht, unangenehmen Mundgeruch zu bekämpfen.
Gurgellösung: Träufeln Sie 4 Tropfen Weihrauchöl, je 2 Tropfen Elemi- und Nelkenöl in ein Glas mit lauwarmem Wasser. Gurgeln Sie bei Mundgeruch nach Bedarf, zur Behandlung von Entzündungen im Mundraum 3-mal täglich mit der Lösung, die jedoch nicht hintergeschluckt werden darf.
Zahnpasta: Mischen Sie Ihrer Zahnpasta bei Entzündungen im Mundraum vor dem Zähneputzen 1 Tropfen ätherisches Weihrauchöl bei. Die adstringierenden (zusammenziehenden) und entzündungshemmenden Wirkungen des Öls machen die Zahnpflege besonders effektiv und erfrischend.

Zerrungen und Sportverletzungen

Sowohl im Sport als auch im Alltag kann es durch kleine Unfälle immer wieder einmal zu unangenehmen Zerrungen, Verstauchungen oder Überdehnungen kommen. Die abschwellenden, schmerzlindernden und entspannenden Wirkungen des Weihrauchs sind bei dieser Art von Beschwerden, aber auch beim berüchtigten Muskelkater oft sehr wohltuend.
Massageöl: Vermischen Sie 50 Milliliter Mandel- oder Jojobaöl mit 6 Tropfen ätherischem Weihrauchöl, jeweils 3 Tropfen Wacholder-, Rosmarin- und Elemiöl. Massieren Sie die schmerzenden und geschwollenen Bereiche gründlich damit. Sie sollten diese heilungsfördernde Massage 2- bis 3-mal täglich wiederholen.

Das Gurgeln und Zähneputzen mit Weihrauchöl führt bei Aphthen und Entzündungen der Mundschleimhaut in relativ kurzer Zeit zu beeindruckenden Resultaten. Doch auch Raucher können von der pflegenden und erfrischenden Wirkung des Weihrauchöls profitieren.

Weihrauch-Heilerde-Umschlag: Sie können Weihrauchöl mit vielen anderen Naturheilmitteln kombinieren. Bei der Behandlung von Sportverletzungen, Zerrungen und Muskelkater hat sich eine Mischung aus ätherischem Weihrauchöl und Heilerde besonders gut bewährt. Verrühren Sie dazu zunächst 2 Esslöffel Heilerde (aus der Apotheke) mit etwas Wasser, bis eine nicht zu dünnflüssige Paste entsteht. Geben Sie dann noch 10 Tropfen ätherisches Weihrauchöl hinzu, und streichen Sie das Ganze entweder direkt auf die Haut oder auf eine Mullbinde, mit der Sie den betroffenen Bereich sanft einwickeln. Lassen Sie die Mischung etwa 20 Minuten lang einwirken.

> Die Schwangerschaft ist eine Zeit, in der Frauen besonders vorsichtig mit sich umgehen und sich sowohl im körperlichen als auch im seelischen Bereich ein wenig verwöhnen sollten.

Weihrauch in der Schwangerschaft

Prinzipiell sollten Schwangere sehr behutsam mit ätherischen Ölen umgehen. Einige Öle – z. B. solche, die die Menstruation fördern – wirken sich in dieser Zeit eher ungünstig aus. Das ätherische Weihrauchöl ist jedoch als sanftes Naturheilmittel für Schwangere sehr gut geeignet. Durch sanfte Ölmassagen, Weihrauchdüfte im Wohnraum oder aromatisierte Bäder können viele Schwangerschaftsbeschwerden schnell gelindert werden. Die Behandlung mit Weihrauchöl wirkt belebend und stimmungsaufhellend. Die Geschmeidigkeit der Haut bleibt erhalten, der Entstehung und Ausbreitung von Schwangerschaftsstreifen wird vorgebeugt. Darüber hinaus können Probleme wie Schlafstörungen, Juckreiz, Kreislaufschwäche und Übelkeit durch Weihrauchanwendungen schon beim ersten Auftreten bekämpft werden. Folgende Rezepte haben sich in der Zeit der Schwangerschaft besonders gut bewährt:

▶ **Für die sanfte Massage**

Massageöl: Mischen Sie 50 Milliliter Mandelöl mit 8 Tropfen ätherischem Weihrauchöl, 2 Tropfen Galbanum- und 3 Tropfen Rosenöl. Geben Sie zusätzlich 1 Teelöffel Weizenkeimöl hinzu.

▶ **Bei Schlafstörungen, Ängsten, innerer Unruhe und Übelkeit**

Duftlampe: Geben Sie regelmäßig 3 Tropfen Weihrauch- und 2 Tropfen Orangenöl in die Duftlampe.

▶ **Bei Krämpfen, Verspannungen und Rückenschmerzen**
Vollbad: Gönnen Sie sich regelmäßig ein warmes Vollbad. Die Badedauer sollte 15 bis 20 Minuten betragen. Vermischen Sie 250 Milliliter
frische süße Sahne mit 8 Tropfen ätherischem Weihrauchöl sowie je
2 Tropfen Benzoe-siam- und Myrrheöl.

Weihrauch in der Schönheitspflege

Dank ihrer hautpflegenden, reinigenden, desinfizierenden und falten-
glättenden Wirkungen können ätherische Weihrauchöle wie Boswellia
serrata und Boswellia sacra auch im Bereich der Schönheitspflege angewandt werden.

Weihrauch-Honig-Bad »Kleopatra«

Anwendung: Vermischen Sie 250 Milliliter süße Sahne mit 10 Tropfen
Weihrauchöl, je 5 Tropfen Rosen- und Sandelholzöl. Fügen Sie der Mi-
schung 3 Esslöffel dünnflüssigen Honig und 1 Prise Meersalz bei.
Gründlich verrühren und ins Badewasser geben.

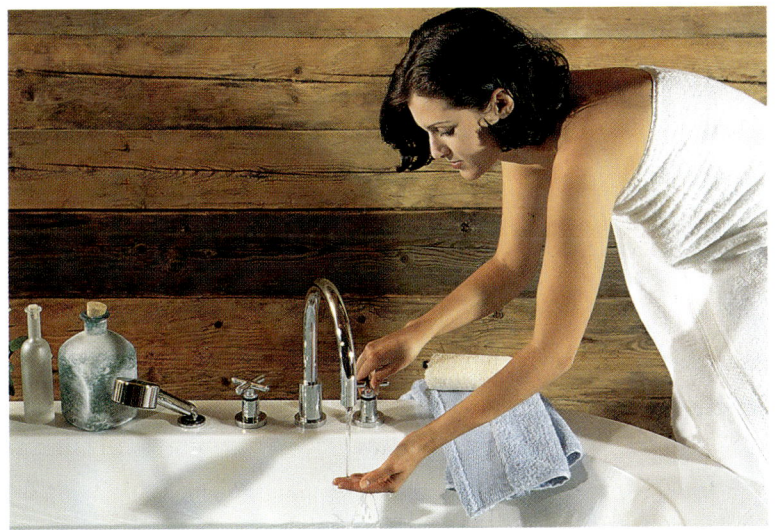

Nicht nur für die Mutter,
sondern auch für das
ungeborene Kind wirken
sich alle Maßnahmen,
die Stress, Ängste und
Anspannungen lösen,
äußerst wohltuend aus.

*Ein Vollbad mit Weihrauchöl
ist eine Wohltat für die Haut.
Wichtig ist es, dabei auf eine
Temperatur von ca. 37 °C zu
achten und eine Badedauer
von 15 bis 20 Minuten nicht
zu überschreiten.*

Weihrauchölmassage gegen Zellulite

Wenn Sie unter »Orangenhaut« leiden, sollten Sie die Durchblutung in den betroffenen Bereichen regelmäßig anregen und dadurch die Haut straffen. Dazu empfiehlt es sich, mindestens 1-mal täglich eine gründliche Massage mit einem Weihrauchmassageöl durchzuführen.

Anwendung: Sie benötigen je 1 Esslöffel Weizenkeim- und Jojobaöl, 5 Tropfen ätherisches Weihrauchöl, 3 Tropfen Rosmarin- und 2 Tropfen Kampferöl. Verrühren Sie alle Zutaten gründlich, und massieren Sie die Mischung kräftig in die Haut ein.

Gesichtswasser

Weihrauchöl kann sowohl bei trockener als auch bei fettiger Haut hilfreich sein. Es ist die richtige Kombination, die darüber entscheidet, ob Sie das pflegende und hautnährende Weihrauchöl gegen fettige, trockene oder erkrankte Haut einsetzen wollen.

Um die Haut zu reinigen, sollten Sie sie zunächst täglich mit einem speziellen Gesichtswasser abtupfen.

Anwendung: Sie benötigen dazu 100 Milliliter destilliertes Wasser (aus der Apotheke), 10 Tropfen ätherisches Weihrauchöl sowie je 5 Tropfen Teebaum- und Bergamotteöl. Vermischen Sie alle Zutaten, und geben Sie das Gesichtswasser dann in ein luftdicht verschließbares, dunkles Glasgefäß. Schütteln Sie die Mischung vor jeder Hautwäsche, bei der Sie die Augen übrigens unbedingt geschlossen halten sollten. Tupfen Sie Ihr Gesicht nach der Waschung mit einem sauberen Frotteetuch trocken.

Pflegeöl für fettige Haut

Tragen Sie nach der Wäsche ein pflegendes Öl auf.

Anwendung: Sie benötigen dazu 50 Milliliter Aloe-vera-Öl, das die Feuchtigkeit der Haut optimal speichert. Geben Sie dem Aloeöl 8 Tropfen ätherisches Weihrauchöl, 4 Tropfen Myrrheöl und 5 Tropfen Kamille bei. Tragen Sie das Öl möglichst dünn auf die Haut auf.

Bedenken Sie stets, dass Sie die besten Resultate erzielen, wenn Sie das hochwirksame Weihrauchöl sehr niedrig dosieren. Meist genügen 1 bis 2 Tropfen auf 1 Hand voll Creme oder Lotion. Achten Sie vor allem bei der Gesichtspflege darauf, dass das Öl nicht in die Augen gerät.

Creme für trockene und empfindliche Haut

Spröde, rissige und trockene Haut sieht nicht nur unschön aus, sie ist auch ein Zeichen dafür, dass der natürliche Schutzmantel der Haut nicht mehr intakt ist. Damit es gar nicht so weit kommt, dass Hauterkrankungen entstehen können, sollten Sie die betroffenen Bereiche mit der folgenden Rezeptur behandeln.

Anwendung: Lassen Sie 3 Esslöffel Sheabutter im Wasserbad schmelzen. Geben Sie 1 Teelöffel Calendulaöl (aus der Apotheke), 4 Tropfen ätherisches Weihrauch- und 2 Tropfen Rosenöl hinzu. Vermischen Sie alles gründlich. Lassen Sie die Butter erkalten, und tragen Sie die Mischung dann dünn auf die strapazierten Hautstellen auf.

Diese Creme eignet sich nicht nur für die Gesichts- und Körperpflege, sie wirkt auch bei rissigen, spröden Händen Wunder.

Pflegende und nährende Maske

Durch schädliche Umwelteinflüsse ist unsere Haut zunehmend starken Belastungen ausgesetzt. Zu viel Sonne, Nikotin, verschmutzte Luft und die natürliche Hautalterung lassen die Haut stumpf und spröde aussehen. Um Ihre Gesichtshaut ab und an richtig zu verwöhnen und der Bildung von Falten entgegenzuwirken, empfehlen wir Ihnen die folgende reinigende, pflegende und nährende Gesichtsmaske.

Anwendung: Für die Maske benötigen Sie etwas Heilerde, die Sie in Apotheken und Reformhäusern erhalten. Rühren Sie 2 bis 3 Esslöffel Heilerde wie in der Packungsbeilage beschrieben mit etwas kaltem Wasser an. Geben Sie dann 5 Tropfen Weihrauchöl sowie je 3 Tropfen Lavendel- und Myrrheöl hinzu. Vermischen Sie das Ganze, tragen Sie es dünn auf, und lassen Sie die Maske 15 Minuten lang einwirken. Waschen Sie die Erde dann mit warmem Wasser ab, und tragen Sie abschließend noch eine pflegende Gesichtscreme auf.

In diesem Abschnitt wurden Ihnen einige Rezepturen auf Weihrauchölbasis vorgestellt. Doch natürlich können Sie dieses Öl in vielen Bereichen der Schönheitspflege einsetzen und eigene Mischungen ausprobieren. So können Sie Ihre Bodylotion, Handcreme, Tages- und Nachtpflegeprodukte und viele andere Kosmetika mit Weihrauchöl anreichern und die pflegenden Wirkungen dadurch noch steigern.

Heilmittel für die Seele

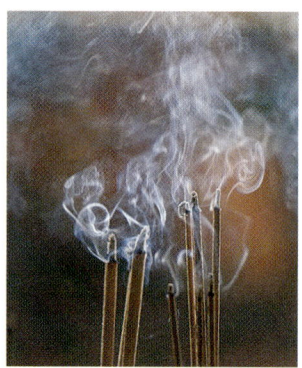

Weihräucherungen wirken stimmungsaufhellend. Sie geben Gelassenheit und innere Ruhe.

Weihräucherungen wirken nicht nur durch das Aroma der verbrannten Substanzen, sondern auch durch den rituellen Charakter der ganzen Prozedur. Sie schaffen eine deutlich vom Alltag abgehobene Atmosphäre, die entspannend und gleichzeitig konzentrationsfördernd wirkt.

Seit Jahrtausenden wird Weihrauch bei Ritualen und Zeremonien eingesetzt. Auch wenn Räucherungen in unserer Kultur weitgehend in Vergessenheit geraten sind und sich das Interesse bei uns derzeit auf den medizinischen Einsatz von Weihrauchpräparaten konzentriert, gehört das Verbrennen aromatischer, pflanzlicher Substanzen im östlichen Kulturkreis für viele Menschen immer noch zum Alltag.

Während im Kapitel über »Aromatherapie mit Weihrauchölen« schon darüber gesprochen wurde, dass Düfte uns stark beeinflussen können, soll an dieser Stelle auf die ursprünglichste Form der Aromatherapie, auf das Verräuchern aromatischer Substanzen und insbesondere des traditionellen Räuchermittels Weihrauch, eingegangen werden.

Hier finden Sie Tipps für die Praxis des Räucherns, traditionelle Räuchermischungen und Informationen darüber, wie man Weihräucherungen bei verschiedenen Anlässen einsetzen kann.

Beschwerden ganzheitlich heilen

Wie Sie inzwischen wissen, können Weihrauch und ätherisches Weihrauchöl körperliche Beschwerden lindern und den Heilungsprozess unterstützen. Betrachten wir Krankheiten jedoch aus einer ganzheitlichen Perspektive, so sehen wir, dass hinter entzündlichen Erkrankungen, etwa hinter rheumatischen Beschwerden, oft innere Probleme stecken. Nur wo genug Zündstoff vorhanden ist, kann etwas in Flammen aufgehen. Flammen und Feuer erzeugen Hitze – die Hitze, die beispielsweise auch in der Entzündung von Gelenken oder im »Aufflammen« von Hautausschlägen spürbar wird. Oft sind die Ursachen für Entzündungen in inneren Konflikten zu suchen. Und ebenso oft ist der körperliche Schmerz Ausdruck eines inneren Leidens oder einer inneren Spannung, der wir es nicht gestatten, sich auf geeignete Weise auszudrücken.

Innere Spannungen lösen

Weihrauch enthält Substanzen, die durch das Räuchern frei werden, unser Unterbewusstsein über den Geruchsinn erreichen und auf diesem Weg seelische Spannungen und innere Konflikte zu lösen vermögen. So ist es auch kein Zufall, dass alte Kulturen Weihrauch für die Reinigung und den Schutz der Seele eingesetzt haben. Verschiedene Weihrauchmischungen wurden entfacht, um Dämonen und dunkle Mächte zu vertreiben und die Götter günstig zu stimmen. Die alten Ägypter wie auch die indischen Yogis setzten Weihräucherungen darüber hinaus zu bewusstseinserweiternden Zwecken ein.

Auch im Haushalt durchaus nützlich

In der heutigen Zeit leiden viele Menschen unter Rastlosigkeit und Reizüberflutung. Weihräucherungen können in diesen Fällen sehr hilfreich sein. Natürlich gibt es noch viele andere Gründe, Weihrauch in Form von Räucherungen einzusetzen. Sie können damit lästige Insekten fernhalten, ein Krankenzimmer desinfizieren oder einfach nur unangenehme Gerüche überdecken.

Weihrauch entfaltet seine Heilwirkungen insbesondere dort, wo Menschen an Entzündungen und Schmerzen leiden. Die entzündungshemmenden und schmerzstillenden Wirkungen des Weihrauchs sind jedoch nicht isoliert zu betrachten, denn sie entfalten sich nicht nur im Körper, sondern vor allem auf der seelischen Ebene.

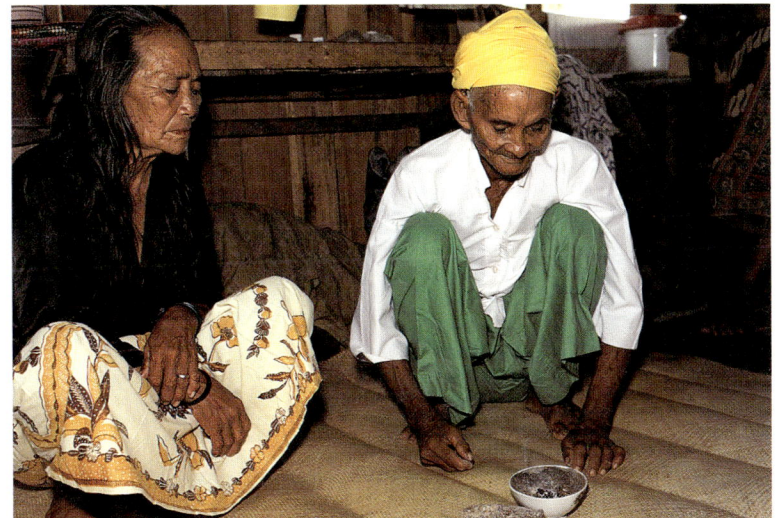

Weihrauch als Mittler zwischen Diesseits und Jenseits: Ein phillipinischer Heiler befreit eine Frau von bösen Geistern, indem er sie den aromatischen Rauch des Duftharzes einatmen lässt.

Viele gute Gründe für Weihräucherungen

▶ Sie verbessern die Stimmung

▶ Sie geben Gelassenheit und innere Ruhe

▶ Sie durchbrechen die oftmals etwas graue Alltagsroutine

▶ Sie dienen dazu, die Atmosphäre zu reinigen

▶ Sie sind ein gutes Mittel gegen Stress und Ängste

▶ Sie helfen bei Schlafstörungen

▶ Sie bescheren angenehme Träume

▶ Sie fördern die Heilung von Atemwegserkrankungen

▶ Sie lindern Schmerzen

▶ Sie können in der Geburtshilfe eingesetzt werden

▶ Sie fördern die Meditation

Räucherkohle brennt nur in absolut trockenem Zustand. Sie können sie vor Feuchtigkeit schützen, indem Sie sie in Alufolie einwickeln oder in luftdicht verschließbaren Gläsern aufbewahren.

Räucherungen richtig durchführen

Für Räucherungen benötigen Sie ein Minimum an Ausrüstung. Ein Stückchen Weihrauchharz, eine feuerfeste Schale, etwas Holzkohle und ein Streichholz genügen. Um Räucherungen etwas ansprechender zu gestalten, bedarf es des richtigen Zubehörs. Gerade wenn Sie planen, Räucherungen regelmäßig durchzuführen, ist es wichtig, sich die richtigen Utensilien zu beschaffen.

Das Räuchergefäß

Für Räucherungen benötigen Sie zunächst einmal ein Gefäß. Hier eignen sich spezielle Räucherkelche oder -pokale. Von der einfachsten Metall-, Keramik- oder Tonschale bis zum traditionellen dreifüßigen Räuchergefäß mit kunstvollen Verzierungen ist im Handel eine Vielzahl an Schalen und Gefäßen erhältlich.

Da das Räuchergefäß im Mittelpunkt einer jeden Räucherung oder Weihrauchzeremonie steht, sollte es natürlich unbedingt Ihrem Geschmack entsprechen. Falls Sie eine Schale wählen, sollten Sie sich zusätzlich eine feuerfeste Unterlage besorgen. Klassische Räuchergefäße stehen meist auf einem oder mehreren dicken Füßen und können ebenso wie Pokale leicht im Raum umhergetragen werden. Das ist für manche Zeremonien besonders praktisch. Noch besser eignen sich hier Räucherfässer, die mittels einer aus verschiedenen Ketten bestehenden Aufhängung getragen und geschwenkt werden können.

Die Räucherkohle

Um Weihrauch und andere Pflanzensubstanzen zu verräuchern, benötigen Sie eine spezielle Räucherkohle. Mit gewöhnlicher Grillkohle täte man sich schwer. Sie können zwischen unterschiedlich großen Kohlescheiben wählen, die meist in Zehnerrollen verpackt verkauft werden. Im Allgemeinen genügt es, die kleinste Größe zu kaufen. Nur für Räucherseminare oder bei besonderen Anlässen sind größere Kohletabletten, die natürlich entsprechend länger glühen, sinnvoll.

Der Sand

Damit die Kohle optimal abbrennt und das Räuchergefäß nicht geschädigt wird, empfiehlt es sich, Sand in die Räucherschale oder den Räucherpokal zu füllen. Am besten verwendet man Vogelsand oder Quarzsand, der in Zoogeschäften oder Baumärkten erhältlich ist. Für Räucherungen wird nur wenig Sand benötigt. Bei den meisten Räuchergefäßen genügt es, drei bis vier gehäufte Esslöffel Sand auf dem Boden zu verteilen. Wenn Sie Ihre Räucherschale ungefähr bis zur Hälfte mit Sand füllen und den Sand anschließend glatt streichen, brennt die Kohle besonders gleichmäßig ab.

Es ist nicht nötig, den Sand nach jeder Räucherung neu aufzufüllen: Entfernen Sie lediglich die gröberen Reste der verbrannten Pflanzensubstanzen. Die feine Asche kann vorsichtig über dem Sand glatt gestrichen werden und für die nächsten drei bis vier Räucherungen in der Schale belassen werden.

Der Mörser

Für Räucherungen werden unterschiedliche Pflanzenbestandteile wie Kräuter, Harze, Holz- und Rindenteilchen oder Samen verwendet. Falls Sie keine fertigen Weihrauchmischungen kaufen, können Sie die Pflanzen vor jedem Räuchern im Mörser zermahlen. Frisch gemahlene Kräuter, Gewürze usw. entfalten ein besonders feines Aroma.

Feder und Pinzette

Zwei weitere hilfreiche, wenn auch nicht unbedingt nötige Räucher-utensilien sind eine Pinzette und einige Vogelfedern. Mit der Pinzette, die möglichst lang sein sollte, können Sie die Kohle beim Entzünden halten, ohne sich die Finger dabei zu verbrennen. Die Feder dient da-zu, den aufsteigenden Rauch in den Raum zu fächeln.

Die Räuchersubstanzen

Natürlich benötigen Sie vor allem Substanzen, die Sie verräuchern kön-nen. Dazu eignen sich neben Weihrauch auch andere Harze, Hölzer, Rinden, Gewürze, Kräuter, Blüten, Samen, Nadeln und Blätter. Diese Substanzen müssen absolut trocken sein.

Harze

In traditionellen und modernen Weihrauchre-zepturen sind die unter-schiedlichsten Pflanzen-substanzen enthalten. Meist handelt es sich dabei um Harze, Hölzer, Rinden, Kräuter, Ge-würze und Blüten.

Neben Weihrauchharz (Boswellia carteri und Boswellia sacra) können in Weihrauchmischungen u. a. folgende Harze verwendet werden: Benzoe siam, Galbanum, Elemi, Copal, Kampfer, Myrrhe, Styrax, Bern-stein und Nadelbaumharze von Fichten, Kiefern, Tannen und Pinien. Auch die Nadeln dieser Bäume können Mischungen beigefügt werden, sofern sie gründlich getrocknet sind.

Kräuter und Gewürze

Kräuter und Gewürze sind für Räuchermischungen besonders zu emp-fehlen. Hier gibt es viele Möglichkeiten: Verwenden Sie je nach Lust und Laune Beifuß, Fenchel, Ingwer, Kardamom, Koriander, Lavendel, Lemongras, Nelken, Pfeffer, Ysop, Rosmarin, Patschuli, Thymian, Min-ze, Muskatnuss, Kreuzkümmel, Senfsamen oder Vanille.

Hölzer

Auch klein gehackte bzw. pulverisierte Hölzer, Zweige und Rinden finden in vielen Rezepten Verwendung. Die besten Räucherhölzer sind Lapacho- und Zimtrinde, Sandel-, Wacholder- oder Zedernholz sowie Lärchen-, Fichten- und Tannenholz.

Blüten

Mengen Sie Ihrer Räuchermischung ruhig auch einmal getrocknete Blütenblätter bei. Hierzu eignen sich hervorragend Jasmin-, Lavendel-, Rosen-, Kamillen- oder Veilchenblüten.

Räuchern leicht gemacht

Obwohl es natürlich unterschiedliche Räuchergewohnheiten gibt, kann das Befolgen der folgenden Regeln den Einstieg in die Räucherpraxis sehr erleichtern.

▶ Bereiten Sie Ihr Räuchergefäß vor, indem Sie etwas Sand einfüllen.

▶ Legen Sie alles, was Sie für die Räucherung benötigen, bereit – Kohle, Pinzette, Feuerzeug, Feder und natürlich auch die Räuchermischung.

▶ Entzünden Sie die Kohle, indem Sie sie mit der Pinzette über das Räuchergefäß halten und auf einer Seite anzünden.

▶ Wenn die Kohle zu knistern beginnt, legen Sie sie in den Sand der Räucherschale, und pusten Sie sie immer wieder sanft an. Warten Sie ab, bis die Kohle richtig durchglüht, bis die Farbe also rötlich wird und das knisternde Geräusch aufhört.

▶ Geben Sie eine kleine Dosis der Räuchermischung – am besten nur eine Messerspitze – in die Mulde der Räucherkohle, und fächeln Sie mit der Feder ab und zu etwas Luft in die Glut.

▶ Damit die Räucherkohle optimal brennt, enthält sie meist Magnesiumsulfat. Vor allem nach dem Anzünden kommt es zur Funkenbildung. Sorgen Sie deshalb dafür, dass keine leicht entzündbaren Substanzen und keine Zeitungen, Papierservietten usw. in der Nähe des Räuchergefäßes liegen. Stellen Sie das Gefäß außerdem auf eine feuerfeste Unterlage, um Ihre Möbel zu schützen.

▶ Lassen Sie die Kohle immer vollständig ausglühen, bevor Sie das Haus verlassen. Dies kann mehrere Stunden dauern. Sollten Sie es eilig haben, halten Sie die glühende Kohle in der Küche kurz unter fließendes Wasser, wozu Sie wieder eine Pinzette benötigen. Vergewissern Sie sich immer, dass die Kohle wirklich erst dann in den Abfall wandert, wenn sie 100-prozentig gelöscht ist. Auf diese Weise können Sie unangenehme Überraschungen vermeiden.

Billige Räucherkohle entwickelt nach dem Entzünden oft starken Rauch, der nicht immer angenehm riecht. Öffnen Sie daher zu Beginn der Räucherung ein Fenster, oder benützen Sie die qualitativ hochwertige japanische Kohle.

Weihrauchmischungen

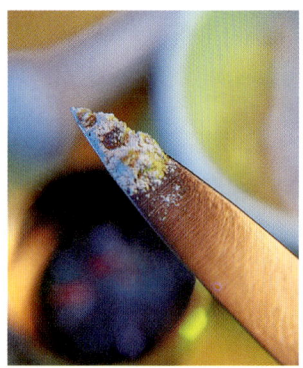

Beim Mischen unterschiedlicher Räuchersubstanzen sind Ihrer Phantasie keine Grenzen gesetzt.

Obwohl sich die Bezeichnung »Weihrauch« streng genommen auf das Harz des Weihrauchbaums bezieht, werden auch der Baum als solcher, das ätherische Weihrauchöl und medizinische Weihrauchpräparate unter dem Oberbegriff »Weihrauch« zusammengefasst. Im Bereich der Räucherungen ist die Sache noch ein wenig verwirrender. Hier werden nicht nur das Weihrauchharz selbst, sondern auch Mischungen mit diesem Harz als Weihrauch bezeichnet. Das Gleiche gilt für Mischungen, die nur aus Kräutern oder Rindenteilen bestehen und gar keinen Weihrauch enthalten. Damit steht Weihrauch im weitesten Sinne für alle Substanzen, die im Räuchergefäß verräuchert werden können. Bei allen hier aufgeführten Weihrauchmischungen ist auch tatsächlich Weihrauchharz enthalten.

Es gibt drei verschiedene Formen von Weihrauchmischungen: Fertigmischungen aus dem Fachhandel, nach überlieferten Rezepturen zusammengestellte und selbst kreierte Mischungen.

Wenn Sie die ersten eigenen Erfahrungen mit Räuchermischungen gemacht haben, werden Ihnen sicherlich noch mehr Möglichkeiten einfallen, Weihrauch in den unterschiedlichsten Situationen einzusetzen.

Auf Qualität achten

Im Fachhandel sind zahlreiche Fertigmischungen mit teilweise wohlklingenden Namen wie »Engelweihrauch«, »Womans-Power« oder »Innerer Frieden« erhältlich. Leider sind die qualitativ hochwertigen Mischungen nicht immer billig. Sie sollten auch unbedingt darauf achten, dass Fertigmischungen keine künstlichen Zusätze oder synthetischen Duftstoffe enthalten – diese sind nämlich teilweise gesundheitsschädigend. Das Gleiche gilt auch für die Farbstoffe, mit denen manche Räuchermischungen künstlich gefärbt werden. Es gibt natürlich auch sehr hochwertige Fertigmischungen wie beispielsweise Kyphi, Kardinalsweihrauch oder Ayurveda-Mischungen. Zusammenfassend lässt sich sagen, dass eigene Mischungen nur frisch zubereitet den gekauften vorzuziehen sind.

Tipps für die Dosierung

Ganz gleich, ob Sie Fertigmischungen oder eigene Rezepte verwenden – für Räucherungen benötigen Sie nur winzige Mengen an pflanzlichen Substanzen. Meist reicht es vollkommen aus, eine Messerspitze oder Prise der Räuchermischung in die Mulde der Räucherkohle zu geben. Auch wenn auf Begleitzetteln zu handelsfertigen Räuchermischungen oft empfohlen wird, die Mischung teelöffelweise zu verräuchern, ist davon dringend abzuraten. Um eine zu starke Rauchentwicklung sowie das Ersticken der glühenden Kohle zu vermeiden, ist es günstiger, öfter einmal nachzulegen.

Traditionelle Räuchermischungen

Einige klassische Weihrauchmischungen sind auch heute noch beliebt, wobei nicht immer eindeutig klar ist, ob die Zusammensetzung der heutigen Mischungen wirklich noch den originalen Rezepturen entspricht. Probieren Sie, ob der Duft Ihnen zusagt.

Kyphi – ein Weihrauchklassiker aus Ägypten

Kpyhi ist eine der bekanntesten Weihrauchmischungen. Sie besteht aus Weihrauch, Myrrhe und vielen anderen Zutaten. Es gibt verschiedene Kyphivariationen, da das Originalrezept kaum noch zu rekonstruieren ist. Kyphi hilft nicht nur gegen Schlaflosigkeit. Es befreit den Geist von negativen Gedanken und Grübelei.

Zutaten: 2 Teile Myrrhe • 2 Teile Sandelholz • 2 Teile Mastix
1 Teil Benzoe siam • 1 Teil Zimtrinde • 1 Teil Lemongras • 1/2 Teil Wacholderbeeren • 1/2 Teil getrocknete Rosenblätter • 1/4 Teil Kalmus • 1/4 Teil Galgant • 4 Teile Weihrauch • 6 Teile in etwas Rotwein eingelegte Rosinen • 1 Teil Honig

Zubereitung: Alle Zutaten im Mörser zerstoßen, mit dem Weihrauchharz und den getränkten Rosinen mischen, den Honig hinzufügen und das Ganze mindestens 2 Wochen trocknen lassen.

Sollten bei einer Räucherung Nebenwirkungen wie Kopfschmerzen auftreten, können Sie davon ausgehen, dass Ihre Räuchermischung Ihnen nicht gut tut. Sie sollten dann auf eine andere Rezeptur umsteigen.

Griechischer Tempelweihrauch

Diese Mischung eignet sich gut für die Meditation. Sie hilft aber auch bei Stress und unterstützt die Heilung entzündlicher Leiden.
Zutaten: 2 Teile Weihrauch • 1 Teil Myrrhe • 1 Teil Zedernholzspäne
1/2 Teil Pinienharz
Zubereitung: Zerstoßen und mischen Sie alle Zutaten im Mörser.

Ayurveda-Räuchermischungen

Die folgende süßliche Mischung aus Indien weckt die Lebensenergie und stärkt das Immunsystem. »Böse Geister« in Form negativer Einflüsse werden abgewehrt.
Zutaten: 4 Teile indischer Weihrauch • 2 Teile Sandelholz
1 Teil Patschuli • 1 Teil Koriander
Zubereitung: Die Zutaten im Mörser zerstoßen und gründlich mischen.

Das süßlich duftende Sandelholz bildet eine harmonische Ergänzung zum Weihrauch. Wie dieser wird es seit Jahrtausenden zu spirituellen Zwecken eingesetzt und soll beruhigend und entspannend bei Angst und Schlaflosigkeit wirken.

Drei-Königs-Weihrauch

Eine gute Mischung für Gebet und Andacht. Sie regt zudem die Phantasie an und hilft Körper und Seele, sich von Schocks oder außerordentlichen Strapazen zu erholen.
Zutaten: 2 Teile Weihrauch • 2 Teile Myrrhe • 1 Teil Benzoe siam
1 Teil Zimt • 1/2 Teil Goldweihrauch (beschichtete Weihrauchkörner)
Zubereitung: Zerstampfen Sie zunächst Weihrauch, Myrrhe und Benzoe im Mörser. Geben Sie dann den Zimt und die »goldenen Weihrauchkörner« hinzu, die nicht zerstampft werden sollten.

Tibetische Räuchermischung

Die folgende sanft-aromatische Mischung beruhigt die Emotionen und befreit von Begierde, Neid und Hass. Sie führt den Menschen in seine Mitte zurück und lässt ihn still werden. Auch soll sie heilende Energien haben und besonders bei Erkrankungen der Haut und der Atemwege hilfreich sein und lindernd wirken.

Zutaten: 2 Teile indischer Weihrauch • 2 Teile Sandelholz
1 Teil Zimt • 1 Teil Wacholderspitzen • 1/2 Teil Kampfer
Zubereitung: Verwenden Sie Weihrauchpulver, oder zerstampfen Sie das Harz im Mörser. Fügen Sie alle weiteren Zutaten hinzu und zerstampfen Sie sie ebenfalls. Vermischen Sie das Ganze gründlich.

Rezepturen für verschiedene Anlässe

Sie können Räucherungen ganz unterschiedlich einsetzen: um besser einschlafen zu können, um eine erotische Atmosphäre zu schaffen, um die Heilung einer Erkrankung zu fördern oder um zu sich selbst zu finden und den Alltagstrott zu durchbrechen. Als Anregung werden Ihnen hier einige Weihrauchrezepte vorgestellt, die sich gut für Räucherungen zu speziellen Anlässen eignen. Darüber hinaus sind Sie jedoch auch dazu aufgefordert, selbst zu experimentieren.
Der Unterschied zwischen einer gewöhnlichen Räucherung und einem kleinen Weihrauchritual liegt vor allem in der inneren Haltung des Räuchernden. Dabei ist ein Ritual nichts anderes als eine festlich begangene Handlung mit festgelegtem Anfang und Ende.

Sie sollten für jede Räucherung eine angenehme Atmosphäre schaffen und sie wie eine kleine Zeremonie zelebrieren – gleichgültig ob allein, mit Ihrem Partner, mit Freunden oder mit Seminarteilnehmern.

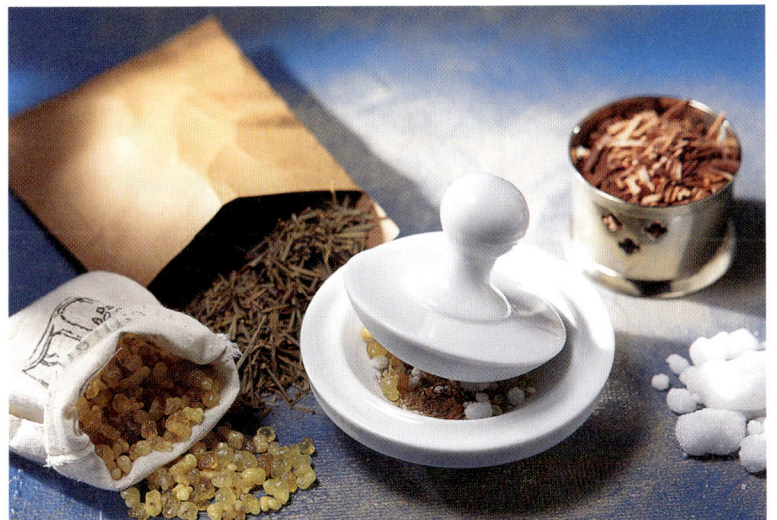

Traditionelle Weihrauchrezeptur aus dem Fernen Osten: Die tibetische Räuchermischung wirkt nicht nur lindernd bei Atemwegserkrankungen, sie hilft auch bei Nervosität und emotionalen Ausbrüchen.

89

Das Ritual zelebrieren

▶ Schaffen Sie eine schöne Umgebung, in der Sie ungestört sein können. Eine angenehme Atmosphäre ist die Voraussetzung dafür, dass die Räucherzeremonie sich positiv auf Körper und Seele auswirkt. Es genügt schon, eine Ecke des Zimmers schön einzurichten und einige Blumen oder Kerzen aufzustellen.

▶ Sorgen Sie dafür, dass Sie nicht gestört werden. Schalten Sie Ihr Telefon und die Türglocke ab. Ziehen Sie bequeme Kleidung an.

▶ Vor der Räucherung sollte der Raum gut gelüftet werden. Während der kleinen Zeremonie ist es jedoch besser, die Fenster zu schließen, um störenden Durchzug zu vermeiden.

▶ Bedenken Sie, dass das Mischen der jeweiligen Weihrauchrezeptur bereits Teil des Rituals ist. Es sollte ebenso wie das Aufstellen aller benötigter Utensilien achtsam und entspannt erfolgen.

▶ Achten Sie darauf, dass Ihre entspannte und doch wache innere Haltung sich auch in Ihrer Körperhaltung spiegelt. Sitzen Sie aufrecht, beobachten Sie Ihre Atmung, und nehmen Sie den Geruch der duftenden Substanzen ganz bewusst wahr. Genießen Sie den gegenwärtigen Moment, ganz gleich, ob Sie allein oder in Gesellschaft räuchern.

▶ Legen Sie immer wieder einmal ein wenig Räucherwerk auf die Kohle, und fächeln Sie den aromatischen Rauch mit der Feder oder den Handflächen um sich herum. Baden Sie gewissermaßen im Rauch.

▶ Beenden Sie Ihr Ritual ebenso bewusst wie Sie es begonnen haben. Mit neuen Energien und erfüllt von den sinnlichen Erfahrungen, die Sie durch die Weihräucherung sammeln konnten, wird es Ihnen leicht fallen, sich wieder besser auf den Alltag und die Welt zu konzentrieren.

Das rituelle Zubereiten der Räuchermischung und die anschließende Konzentration auf den Duft des Weihrauchs führen dazu, dass Sie innerlich ruhig werden.

Heilräucherungen

Schon im Altertum wurden Weihräucherungen durchgeführt, um die Heilung von zahlreichen Erkrankungen zu fördern. Nicht nur Weihrauchpräparate und ätherisches Weihrauchöl, auch Räucherungen mit Weihrauch können bei vorsichtiger Dosierung hilfreich sein, um Kranke mit ganz unterschiedlichen Beschwerden zu behandeln.

Heilrezeptur für Hauterkrankungen

Zutaten: 3 Teile Weihrauch • 1 Teil Myrrhe • 1 Teil Ingwer
1 Teil Zedernholz • 1 Teil Birkenrinde

Heilrezeptur für rheumatische Erkrankungen und Schmerzen

Zutaten: 3 Teile Weihrauch • 2 Teile Sandelholz • 1 Teil Senfsamen
1 Teil Kreuzkümmel • 2 Teile Kampfer

Heilrezeptur für Atemwegserkrankungen

Zutaten: 3 Teile Weihrauch • 2 Teile Elemi • 1 Teil Lavendel
2 Teile Rosmarin • 1 Teil getrocknete Zitronenschalen

Heilrezeptur bei Allergien und zur Regulierung des Immunsystems

Zutaten: 3 Teile Weihrauch • 1 Teil Galbanum • 1 Teil Lapachorinde
1 Teil Kamillenblüten • 1/2 Teil Rosenblüten

Reinigungsrituale – Weihrauch gegen dicke Luft

Die folgenden beiden Mischungen können dazu benützt werden, die Atmosphäre zu reinigen – bei Umzügen, aber auch in Räumen, in denen infolge eines Streits dicke Luft hängt.

Reinigungsrezeptur I

Zutaten: 3 Teile Wacholderbeeren • 1 Teil Wacholderspitzen
1 Teil Pinien- oder Fichtennadeln • 1 Teil Weihrauch

Reinigungsrezeptur II

Zutaten: 3 Teile Weihrauch • 2 Teile Rhododendronblätter
1 Teil Zimt • 1 Teil Nelken • 1 Teil Beifuß

Rezepturen für Entspannung und Meditation

Nach hektischen Tagen, bei Prüfungsstress, innerer Unruhe und Schlaflosigkeit sowie bei körperlichen Verspannungen harmonisieren die folgenden Mischungen und steigern die Spiritualität.

Zedernholz war schon im alten Ägypten wegen seiner Heilkraft begehrt. Die in der Bibel gerühmten Zedernhaine des Libanon sind leider sehr dezimiert, weswegen Zedernholz und -öl heute meist aus Frankreich oder Marokko stammt.

Entspannungsmischung
Zutaten: 2 Teile Weihrauch • 2 Teile Myrrhe • 1 Teil Anis
1 Teil Zimtrinde

Meditationsmischung
Zutaten: 1 Teil Weihrauch • 1 Teil Elemi • 1 Teil Zedernholz
1 Teil Lapachorinde • 1/2 Teil Rosenblätter

Sinnliche Weihräucherungen für Liebe und Erotik

Die folgenden Weihrauchmischungen wecken die Sinnlichkeit und schaffen eine gute Atmosphäre für Liebe und Sexualität.

Tantramischung
Zutaten: 2 Teile Weihrauch • 1 Teil Elemi • 2 Teile Sandelholz
1 Teil Rosenblätter

Liebesmischung »Sweet Tenderness«
Zutaten: 1 1/2 Teile Weihrauch • 1 Teil Benzoe • 1 Teil Patschuli
1 Teil Nelken • 1 Teil Vanille

Süße Weihrauchträume

Bei Ein- und Durchschlafstörungen sowie bei Alpträumen sind die folgenden Mischungen zu empfehlen, die sich auch für Kinder eignen. Sie sollten rechtzeitig am Abend, am besten bereits etwa zwei Stunden vor dem Zubettgehen, durchgeführt werden.

Gutenachtmischung
Zutaten: 3 Teile Weihrauch • 1 Teil Styrax • 1 Teil Copal
1 Teil Nelken • 1/2 Teil Anis

Weihrauchrezeptur für schöne Träume
Zutaten: 2 Teile Sandelholz • 2 Teile Galbanum • 1 Teil Lavendel
1 Teil Vanille • 1 Teil Traumkraut

Bevor Sie mit der Räucherung beginnen, sollten Sie Abstand zu den alltäglichen Sorgen und Problemen gewinnen und innerlich ein wenig zur Ruhe kommen.

Die persönliche Mischung finden

Neben überlieferten Rezepten können Sie auch eigene Mischungen ausprobieren. Natürlich fällt es anfangs nicht leicht, aus der Vielzahl an erhältlichen Zutaten die richtigen herauszufinden. Aus praktischen Gründen werden Sie vermutlich größere Mengen herstellen, als Sie für eine Räucherung benötigen. Beachten Sie trotzdem die Regeln der richtigen Dosierung (siehe Seite 87), und mischen Sie nicht zu viele verschiedene Zutaten.

Vier Zutaten reichen aus

Bei Ihren ersten Versuchen sollten Sie nicht mehr als drei bis vier Zutaten im Mörser pulverisieren. Verwenden Sie z. B. 1 Teil Weihrauchharz, 1 Teil eines Gewürzes oder Krautes wie Zimt, Kardamom oder Ingwer und 1 bis 2 Teile Zedern-, Wacholder- oder Sandelholz. Die wichtigsten Zutaten für den Anfang sind Weihrauchharz, Myrrhe, Sandelholz, Zimtrinde, Patschuli und Jasmin.

Probieren geht über studieren

Eine weitere Möglichkeit, individuelle Mischungen zu kreieren, besteht darin, traditionelle Weihrauchrezepturen abzuändern. Aber natürlich können Sie sich auch auf Ihre Intuition verlassen und missglückte Mischungen als notwendigen Lernprozess ansehen. Anfängliche Fehlgriffe werden Ihnen dabei helfen, mit der Zeit Ihre persönliche Rezeptur herauszufinden.

Harmonische Standardzusammenstellungen

Folgende Mischungen werden allgemein als angenehm empfunden:
- ▶ Weihrauch – Zeder – Rosmarin
- ▶ Weihrauch – Zimt – Kampfer
- ▶ Weihrauch – Zitronengras – Wacholder – Koriander
- ▶ Weihrauch – Myrrhe – Salbei – Jasmin

Zum Räuchern verwendete Hölzer dürfen auf keinen Fall mit Insektiziden oder anderen Schutzmitteln behandelt sein, weil sonst bei der Verbrennung schädliche Dämpfe entstehen. Kaufen Sie nur speziell zur Aromatherapie vorgesehene Zutaten.

Einkauf und Aufbewahrung von Räucherzubehör

Einkaufstipps

▶ Sie können Räucherzubehör wie entsprechende Gefäße, Kohle, Räucherwerk usw. über den Versand beziehen. Doch auch im Esoterikhandel, in Bioläden und im Devotionalienhandel werden die Utensilien vielfach geführt.

▶ Kräuter und Gewürze erhalten Sie in Apotheken, Reformhäusern und Drogerien, aber auch auf Märkten oder in asiatischen Lebensmittelgeschäften. Rinden und Blüten sind teilweise auch in Blumengeschäften erhältlich.

▶ Natürlich können Sie viele Räucherzutaten wie Nadeln von Nadelbäumen, Blätter, Kräuter oder Rinden auch auf Spaziergängen in der Natur sammeln.

▶ Der benötigte Sand kann in Tierhandlungen, Gartengeschäften und Baumärkten besorgt werden.

▶ Die Kohle kaufen Sie am besten im Fachhandel oder in Drogerien. Billige Räucherkohle entwickelt kurz nach dem Entzünden oft starken Rauch, der nicht immer angenehm riecht. Öffnen Sie daher zu Beginn der Räucherungen ein Fenster, oder benützen Sie die qualitativ hochwertige japanische Kohle.

Räucherzutaten richtig lagern

▶ Bewahren Sie alle zur Räucherung verwendeten pflanzlichen Substanzen trocken und weitgehend luftdicht auf. Verwenden Sie dazu Blechdosen oder Gläser.

▶ Während Harze relativ lange haltbar sind, verlieren Gewürze und Kräuter ihr Aroma oft schon innerhalb weniger Wochen. Legen Sie daher keine großen Vorräte an, sondern kaufen Sie Räucherzutaten immer nur in kleinen Mengen.

▶ Wenn Sie Kräuter und Gewürze pulverisiert kaufen, büßen diese ihren Duft besonders schnell ein. Daher ist es günstiger, die Zutaten erst vor der Räucherung im Mörser oder einer Kaffeemühle zu zermahlen. Benützen Sie diese Mühle ausschließlich für Ihre Räucherzutaten, damit sich die starken Aromen nicht übertragen.

In der Natur selbst gesammelte Räucherzutaten müssen vor der Verwendung gründlich getrocknet werden. Breiten Sie sie auf Zeitungspapier aus, und lassen Sie sie an einem luftigen, warmen Ort, z. B. auf dem Dachboden, dörren.

Über die Autoren

Aljoscha A. Schwarz ist Heilpraktiker und Diplompsychologe. Er arbeitet als Fachbuchautor mit den Schwerpunkten Gesundheit, Psychologie und Pädagogik. *Ronald P. Schweppe* ist Psychotherapeut, Meditationslehrer und Autor.

Bezugsquellen

Ätherisches Weihrauchöl erhalten Sie im Fachhandel für Aromatherapie, in Reformhäusern, Apotheken und Bioläden. Räuchermischungen und -utensilien sowie Weihrauchharz und -pulver sind über den Räucherversand, im Esoterik- und Devotionalienhandel erhältlich. Bei Fragen zum aktuellen rechtlichen Stand in Bezug auf den Vertrieb der Mittel H15 und Sallaki sowie anderer Weihrauchpräparate können Sie sich bei Ihrem Apotheker erkundigen.

Literatur

Ärzte Zeitung, 14.10.1996 »Pflanzen-Extrakt wirkt bei Colitis«, aus »Ärzte Woche«, Forschung, 11. Jg., Nr. 22

Brandl, Karin: Räucherduft und Feuerzauber. Alchima-Verlag. Augsburg 1998

Caland, Marianne und Patrick: Weihrauch und Räucherwerk. Windpferd Verlagsgesellschaft. Aitrang 1992

Fischer-Rizzi, Susanne: Botschaft an den Himmel. Hugendubel Verlag. München 1996

Deutsches Ärzteblatt 95, Heft 1/2, 05. Januar 1998 – B-24. »Salai-Guggal-(Indischer Weihrauch-)Gummiharz aus Boswellia serrata«, Kurzbericht, Verfasser: Prof. Dr. med. Hermann P. T. Ammon, Tübingen

Lavabre, Marcel: Mit Düften heilen. Hermann Bauer Verlag. Freiburg 1994

Martinetz, D./Lohs, K./Janzen, J.: Weihrauch und Myrrhe. Kulturgeschichte. Wissenschaftliche Verlagsgesellschaft. Stuttgart 1989

Schwarz, A./Schweppe, R.: Aromatherapie — Düfte für die Seele. Humboldt-Taschenbuchverlag. München 1995

Schwarz, A./Schweppe, R.: Heilen mit Gewürzen. Delphi bei Droemer Knaur. München 1997

Sellar, W./Watt, M.: Weihrauch und Myrrhe. Droemersche Verlagsanstalt. München 1997

Hinweis

Das vorliegende Buch ist sorgfältig erarbeitet worden. Dennoch erfolgen alle Angaben ohne Gewähr. Weder Autoren noch Verlag können für eventuelle Nachteile oder Schäden, die aus den im Buch gemachten praktischen Hinweisen resultieren, eine Haftung übernehmen.

Bildnachweis

AKG, Berlin: 9 (Erich Lessing), 14; Bilderberg, Hamburg: 5 (Klaus-D. Francke), 6 (Walter Schmitz), 38 (Wolfgang Kunz); Das Fotoarchiv, Essen: 1, 16, 53 (Andreas Riedmiller), 81 (Henning Christoph); Kerth Ulrich, München: 80; Südwest Verlag, München: Titel (Christian Kargl/Ute Schoenenburg), 45 (Karl Newedel), 58, 71, 77 (Michael Nagy); Tunger Matthias, München: 20, 25, 41, 50, 86, 89

Impressum

© 1998 Südwest Verlag GmbH in der Verlagshaus Goethestraße GmbH & Co. KG, München

Alle Rechte vorbehalten. Nachdruck – auch auszugsweise – nur mit Genehmigung des Verlags.

Redaktion:
Claus Semerak,
Dr. Marion Onodi
Projektleitung:
Anja Feise
Redaktionsleitung und medizinische Fachberatung:
Dr. med. Christiane Lentz
Bildredaktion:
Sabine Kestler
Produktion:
Manfred Metzger
Umschlag:
Heinz Kraxenberger, München
Till Eiden
Layout:
Wolfgang Lehner
DTP/Satz:
Reiner Löb, Mihriye Yücel
Druck:
Color-Offset, München
Bindung:
R. Oldenbourg, München

Printed in Germany

Gedruckt auf chlor- und säurearmem Papier

ISBN 3-517-07692-9

Register

After-Sun-Öl 73
Allergien 57, 91
Aromatherapie 5, 42f., 46, **50ff.**
Arthritis 4, 27
Asthma bronchiale 28, 33, 38, **48f.**, 55, 59, **65**
Atemwegserkrankungen 4, 33, 58f., 82, 88, 91
Augenbeschwerden 24f.
Ayurveda 4, 20ff., 26f., 32

Bäder 34f., 41f., 55, 62, 66ff., 72, 77
Basisöle 59ff.
Bewusstseinserweiterung 5
Boswelliasäure 19, 28ff., 32, 39
Bronchitis 55, 59, **68f.**

Colitis ulcerosa 28, 33, **43f.**

Darmerkrankungen, entzündliche 27ff., 33, **43ff.**, 63
Desinfektion 23, 81
Duftlampen 58, 65ff., 69f., 76

Entspannung(stechniken) 49, 91
Epilepsie 22
Erkältungen 22f., 62, **65f.**
Erkrankungen, psychische 22

Fieber **66f.**
Fußbad → Bäder

Geburtshilfe 23, 82
Gewürzreich 9
Grippe **67**
Gurgeln 68, 75

H 15 36ff.
Halsschmerzen **67f.**
Hauterkrankungen, entzündliche 21, 55, 62, 68, 88, 91
Hautpflege 22, 36, 55, 59, **68**, **77ff.**
Heilerde 45, 76
Hildegard von Bingen 23ff.
Hirntumore 29f.
Hörprobleme 26
Husten 22, **68f.**

Inhalationen 51, 55, 59, 65ff., 69f.
Insektenstiche **69**
Ischiasschmerzen 27

Konzentrationsstörungen 24f., 55
Kopfschmerzen 24f., 59, 63, **69f.**
Kortison 29ff., 40
Krämpfe 4, 22, 34, 55, 63, **73f.**, 77
Kyphi 21, 87

Lendenwickel 71

Magenbeschwerden 22, 63
Massage(öl) 5, 55, 59, 61, 65, 69ff., 75f., 78
Meditation 5, 15, 21, 55, 58, 82, 91f.
Menstruationsbeschwerden 4, 22, 63, **70ff.**
Migräne 25
Morbus Crohn 28, 33, 38, **44**
Muskelschmerzen 27, 55, 61f.
Myrrhe 6f., 10f., 21

Nervenerkrankungen 22
Nervensystem, vegetatives 4
Nervosität 55, 58

Öle, ätherische 34, 50ff.
Olibanum, Begriffsentstehung 11

Packungen 40f., 47
Polyarthritis, chronische 28f., 33, **39ff.**
Prellungen/Zerrungen/Sport-verletzungen 22, 75f.
Psoriasis 4, 27f., 33, 38, **46ff.**, 62, **72**

Räuchermischung, persönliche 93
Räucherpraxis 85
Räucherungen 11f., 20, 34, 42, 46, 82ff.
Räucherutensilien 82ff., 94
Rezepturen 89ff.
Rheumatische Beschwerden 4, 21f., 24, 27, 34, 36, 61, 91
Rituale 90f.

Salai (indischer Weihrauch) 17
Salben 21, 34, 51, 72
Sallaki 36ff.

Schlaflosigkeit 58, 76, 82
Schuppenflechte → Psoriasis
Schwangerschaft 37, 59, 61, **76f.**
Seele 4f., 20f., 52, **80ff.**
Sonnenbrand **73**
Stress 5, 42, 44, 46, 49, 61, 69, 82, 91

TCM (traditionelle chinesische Medizin) 22
Tees 22, 35, 41f., 47, 49

Umschläge 62f., 68, 70, **73f.**, 76

Verdauungsstörungen 4, 22f., 34, 55, 64, 73f.
Vergesslichkeit 24f.
Vollbäder → Bäder

Wadenwickel 66f.
Weihrauch
– Anbaugebiet Dhofar 8
– Anwendung 5, 20ff., 33, 39ff., 57ff.
– Dosierung 18, 37, 87
– Geschichte 6ff.
– im asiatischen Kulturkreis 15
– im Christentum 14
– im Römischen Reich 13
– in Ägypten 10f.
– in Griechenland 12f.
– Inhaltsstoffe 18f., 27f., 32f.
– Ursprünge 7f.
– Verbrauchsmenge 8
Weihrauchbaum
– Botanik 16f.
– Vorkommen 17
Weihraucheleixier 35f., 42, 45, 47, 49
Weihrauchharz 17, 34, 53
Weihrauchmischungen 86ff.
Weihrauchöl 18f., 35, 46, **53ff.**, 74f.
– innerliche Anwendung 63f.
Weihrauchpräparate 34ff.
Weihrauchpulver 35
Weihrauchstraße 8ff.
Wunden, offene 21, 55, **74f.**

Zahnfleischentzündungen/Mundgeruch 75
Zellulite **78**